HYPNOSE
ET PSYCHOTHÉRAPIES

Actes du neuvième Congrès de
l'Association Européenne des Praticiens d'Hypnose

Sous la direction de Djayabala Varma

HYPNOSE
ET PSYCHOTHÉRAPIES

L'Harmattan

Autres publications des Actes des congrès
de l'Association Européenne des Praticiens d'Hypnose
du même auteur
chez le même éditeur

Hypnose et féminité, 2017.

Hypnose et gestion de la douleur, 2015.

Hypnose et dépression, 2014.

Hypnose et thérapie des enfants, 2013.

Hypnose et contrôle des habitudes, 2011.

Hypnose et troubles anxieux, 2010.

Hypnose et thérapie sexuelle, 2009.

L'hypnose en psychosomatique, 2008.

5-7, rue de l'Ecole-Polytechnique, 75005 Paris

http://www.editions-harmattan.fr

ISBN : 978-2-343-14984-4
EAN : 9782343149844

INTRODUCTION

Malinka DAUVERNÉ

La plupart des thérapeutes commencent à exercer après avoir été formés à une approche thérapeutique. Nombreux sont ceux qui se rendent compte rapidement des limites d'une telle pratique. Ils s'intéressent alors à d'autres types de psychothérapie pour élargir leur éventail de techniques thérapeutiques afin de pouvoir mieux répondre aux demandes des patients. Ainsi, ils évoluent vers une pratique de psychothérapie intégrative, même s'ils ne l'admettent pas toujours ouvertement.

Ce mouvement intégratif en psychothérapie a débuté aux États-Unis dans les années 30. Il s'est développé et a abouti, en 1983, à la création de la « Society for the Exploration of Psychotherapy Integration » qui est une association interdisciplinaire à vocation internationale. En 1998, en France, Lecomte et Castonguay publient un des premiers écrits dans ce domaine intitulé : *Rapprochement et intégration en psychothérapie* (1). La traduction française du livre de Norcross et Goldfried (2) sur ce courant paraît la même année. En 1997, Alford et Beck sortent un ouvrage sur *Le pouvoir intégratif de la thérapie cognitive* (3).

Dans les années 90, une enquête effectuée sur huit cents thérapeutes aux États-Unis révèle que 68 % d'entre eux pratiquent une psychothérapie éclectique où, en général, ils intègrent quatre techniques thérapeutiques différentes.

Pour être efficace, une psychothérapie intégrative doit reposer sur certains principes. En particulier, il faut qu'elle traite la personne dans sa globalité en l'aidant aux niveaux affectif, comportemental, cognitif et physiologique. Elle vise l'intégration de la personnalité avec une approche « unifiante ». L'hypnothérapie suit également ce courant et ce congrès se propose de vous montrer comment différentes formes de thérapies peuvent être intégrées à l'hypnose, ce qui aboutit à une hypnothérapie intégrative®.

Au cours de cette journée, nous verrons :
- comment l'hypnose peut être associée à la thérapie comportementale et cognitive, à la sophrologie, à l'Intégration du Cycle de la Vie (ICV) ainsi qu'à l'Analyse Transactionnelle ;
- comment l'hypnose peut devenir une alliée privilégiée de l'EMDR ;
- qu'il paraît également intéressant de redéfinir les liens entre la psychanalyse et l'hypnose ;
- comment utiliser l'IMO (Intégration par les Mouvements Oculaires) dans le cadre d'une psychothérapie hypnotique ;
- pourquoi il est nécessaire d'associer l'hypnose à la psychologie de l'énergie qui constitue un outil novateur et puissant.

Les conférenciers d'aujourd'hui vont nous éclairer sur ces points en illustrant leurs propos de cas cliniques.

Références :

1. LECOMTE C., CASTONGUAY L.G., *Rapprochement et intégration en psychothérapie – Psychanalyse, behavorisme et humanisme.* Boucherville, Québec : Gaëtan Morin, 1998.
2. NORCROSS J.C., GOLDFRIED M.R., *Handbook of Psychotherapy Integration.* Oxford: Oxford University Press, 1992. Tr. fr. *Psychothérapie intégrative.* Paris : Desclée de Brouwer, 1998.
3. ALFORD B., BECK A.T., *The Integrative Power of Cognitive Therapy.* New York: Guilford, 1997.

HYPNOSE ET THÉRAPIE COMPORTEMENTALE ET COGNITIVE

Malinka DAUVERNÉ

Les thérapies comportementales et cognitives (TCC) sont des psychothérapies qui agissent par l'observation et par la régulation des liens entre la pensée, les émotions et les comportements. Trois vagues successives influencent les pratiques psychothérapeutiques actuelles :

- la première vague « comportementale » qui est issue des théories de l'apprentissage (années 50) ;
- la deuxième vague « cognitive » qui est née des théories du traitement de l'information et qui repose sur les travaux d'Ellis et de Beck (années 60) ;
- la troisième vague « émotionnelle » qui résulte du travail sur les prises en charge des troubles de la personnalité et de l'arrivée des pratiques de pleine conscience à usage thérapeutique (années 90).

Historique

Les débuts réels des TCC, dans leurs formes actuelles, remontent aux années 50, mais de nombreux précurseurs peuvent être retrouvés dès l'Antiquité. Hippocrate (Ve siècle av. J.-C.) préconisait des expositions aux situations anxiogènes pour les patients phobiques. Des liens existent entre les idées des philosophes stoïciens et certains principes fondateurs des thérapies cognitives actuelles. Épictète enseignait que « ce qui trouble les hommes, ce ne sont pas les choses, mais leur jugement sur les choses ». Cet adage relie les situations, les émotions et les pensées automatiques. Dans ses discours avec ses disciples, Socrate a introduit le « débat socratique » qui est un outil très utilisé en thérapie cognitive.

Les philosophes des lumières et les théories de l'empirisme moderne peuvent être considérés comme un jalon du passage de la philosophie à la science en développant la notion que l'apprentissage se fait par association, préparant ainsi les principes du conditionnement.

Depuis des millénaires, les yogis contrôlent volontairement leurs fonctions physiologiques, ouvrant la voie aux techniques de relaxation et de biofeedback ainsi qu'aux techniques méditatives de la pleine conscience.

La vraie source de l'approche comportementale des TCC est le développement et les découvertes de la psychologie expérimentale qui prend son essor au XIXe siècle avec la création du premier laboratoire de psychologie expérimentale en 1879, à Leipzig, par Wilhelm Wundt (1832-1920), marquant ainsi l'indépendance de la psychologie scientifique vis-à-vis de la philosophie. « La science de l'âme devient la science du comportement » (1).

Le comportementalisme

Ivan Pavlov est son précurseur avec le principe du conditionnement classique et de son extinction. Ainsi, si avant de nourrir un chien, nous faisons sonner une cloche (stimulus neutre qui, isolément, ne fait que dresser les oreilles et tourner la tête du chien) et que cela est répété plusieurs fois, le chien finira par saliver en entendant seulement le son de la cloche, avant même que la nourriture arrive. C'est le conditionnement classique pavlovien (type I : répondant) où l'apprentissage est dû à l'association entre des stimuli de l'environnement et les réactions automatiques de l'organisme.

S ⟹ O ⟹ R ou S-R (Stimulus-Réponse)

À un stimulus provenant de l'environnement (S), un organisme (O) répond par un comportement (R). Le comportement répondant est dit associatif et physiologique. C'est une réponse automatique - un réflexe de l'organisme à un stimulus - prise dans le répertoire des comportements du sujet. Actuellement, les règles du conditionnement répondant s'appliquent davantage au système neurovégétatif.

S'inspirant des principes du conditionnement classique de Pavlov, John Watson (1878-1958), psychologue américain, fonde le « behaviorisme » ou « comportementalisme », première forme de psychologie scientifique élaborée sous l'angle de comportements observables produits en réponse à des stimuli de l'environnement.

Les théories de l'apprentissage connaissent une évolution sous l'impulsion de Skinner (1904-1990) qui développe le principe du conditionnement opérant avec la prise en compte de l'impact de l'environnement physique et social et de ses liens avec le comportement. Différents stimuli (auditif, visuel, nociceptif) peuvent être combinés pour observer leurs effets sur le comportement. Ainsi, un comportement adapté peut être développé par une récompense (prise de nourriture en appuyant sur un levier pour un renforcement positif) ou un comportement inadapté peut être supprimé par une punition (par exemple, par un choc électrique). L'apprentissage skinnerien repose donc sur deux éléments : le renforcement et la punition, chacun pouvant être qualifié de positif ou de négatif. Le renforcement est la conséquence d'un comportement qui augmente la probabilité que ce dernier se reproduise. La punition est la conséquence d'un comportement qui diminue la probabilité que le comportement se reproduise.

Dans un conditionnement opérant (skinnerien de type II : instrumental), l'apprentissage est dû aux conséquences d'un comportement (renforcement ou punition) rendant plus ou moins probable la reproduction de ce comportement.

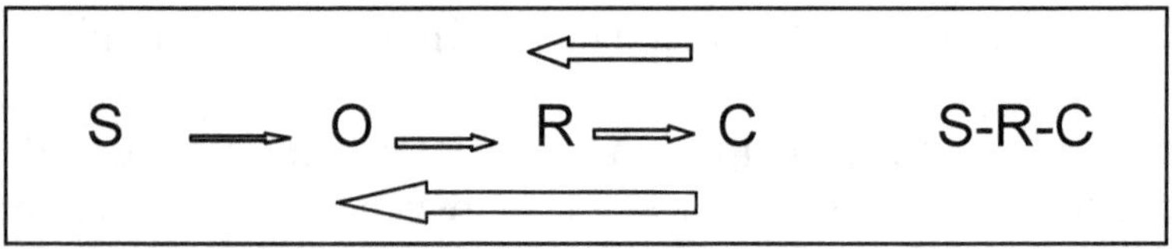

À un stimulus provenant de l'environnement (S), un organisme (O) répond par un comportement (R) qui va avoir des conséquences (C) sur l'organisme et sur l'environnement. Ce schéma n'est plus linéaire car ce n'est pas un stimulus qui déclenche une réponse, mais c'est un stimulus qui l'évoque. Un comportement opérant est un comportement qui va produire des conséquences « renforçantes » propres à l'individu et selon le contexte.

En 1969, Albert Bandura (2) développe sa théorie de l'apprentissage social par imitation de modèle (apprentissage par observation, appelé vicariant ou modeling) qui, en 1977, sera complétée par la notion de sentiment d'efficacité personnelle. Ce troisième modèle d'apprentissage est en rupture avec les précédents. Il rappelle que l'homme est un être social. Il démontre qu'un apprentissage est possible autrement que par essais et par erreurs, que l'être humain peut apprendre un comportement sans l'avoir effectué lui-même, mais en observant le comportement d'un modèle. Le modèle suppose un organisme actif où comportement externe, personne et environnement sont en constantes interactions.

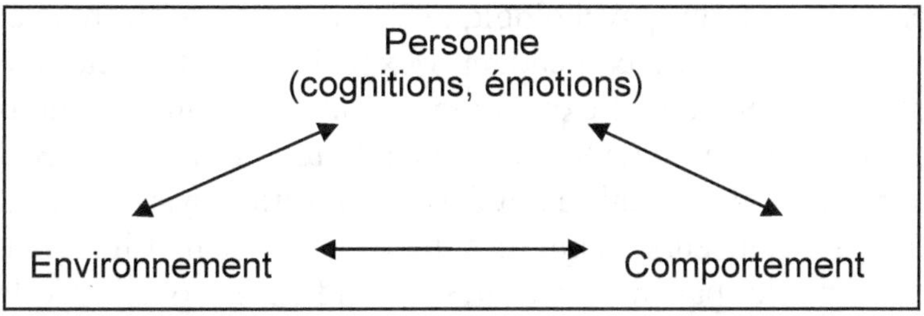

L'apprentissage vicariant diffère de l'imitation, car il s'agit moins de reproduire fidèlement le comportement modèle par l'action que de comprendre et d'intégrer les règles du processus qui amènent le comportement et ses conséquences. Il est efficace, car il peut se maintenir longtemps. Il nécessite quatre processus :
- l'attention sélective pour observer et pour coder ;
- la rétention mnésique des informations tirées du modèle ;
- la performance (l'action) ou la reproduction motrice ;
- la motivation qui peut intervenir à chacun des stades.

Pour Bandura, au renforcement externe de Skinner et au renforcement vicariant, vient s'en ajouter un troisième : l'autorenforcement qui est un agent de motivation nécessaire au changement. Il est lié à l'anticipation de récompense. Il déclenche les processus d'attention et contribue au sentiment d'efficacité personnelle.

La première vague : les thérapies comportementales

En 1952, Joseph Wolpe (1915-1997) marque le passage de la recherche comportementale sur les troubles anxieux au développement d'une psychothérapie comportementale par la « désensibilisation systématique » fondée sur le principe de l'inhibition réciproque. Selon ce principe, deux états antagonistes ne peuvent pas exister en même temps. Ainsi, il n'est pas possible d'être à la fois relaxé (état de détente) et angoissé. Le traitement consiste donc à produire un état psychologique incompatible (être relaxé) avec l'état anxieux pendant l'exposition à l'objet phobique. Lorsque l'exposition graduelle au stimulus anxiogène (en imagination et dans la réalité) est couplée à la relaxation, il s'agit de la désensibilisation systématique. Il existe plusieurs techniques d'exposition dans l'imagination suivie par des activités quotidiennes où, dans la réalité, le patient est confronté à la situation anxiogène.

Cette thérapie va s'appliquer pour le traitement des troubles phobiques, puis s'étendre à celui des pathologies somatiques, des conduites addictives ainsi que des troubles des conduites alimentaires et enfin à la dépression. En 1969, elle va s'enrichir par la méthode du biofeedback (rétroaction biologique) qui conditionne de manière opérante le système nerveux autonome et qui est encore utilisée, notamment en médecine comportementale, dans le contrôle de l'incontinence sphinctérienne.

La deuxième vague : les thérapies cognitives

Comme le traitement de l'information par un ordinateur se fait selon le modèle : entrées - traitement - sorties des données, les cognitivistes considèrent que le système nerveux central reçoit des stimuli extérieurs, traite ces informations et émet des réponses sous forme de pensées, de paroles, d'émotions ou d'actions. Ils travaillent sur la médiation cognitive qui se produit entre les stimuli externes et les comportements observables.

Les troubles psychologiques sont assimilés à un trouble du jugement ou à une irrationalité dans le traitement des informations. L'émotion permet d'avoir accès au discours intérieur et, donc, à ses dysfonctionnements.

Les thérapies cognitives sont fondées sur le postulat suivant : « Nos difficultés psychologiques sont dues à notre style de pensée et de perception des événements. Il est possible d'apprendre à les modifier. Cette modification aura des effets bénéfiques sur les pensées, mais aussi sur les comportements et les émotions qui en dépendent » (3).

La thérapie rationnelle émotive d'Albert Ellis (1913-2007) repose sur le fait que les perturbations psychiques sont le reflet d'un dysfonctionnement dans la manière de penser ou d'appréhender le monde sur la base de croyances erronées. La thérapie s'appuie sur des situations décrites de manière factuelle, ayant provoqué des émotions problématiques qui sont analysées avec le modèle ABCDE (Activating event-Belief-Consequent emotion-Disputing-Evaluation). Elle s'accompagne d'un travail de rationalisation visant à modifier les modes de pensée, les réactions émotionnelles et les comportements, plutôt que de revenir sur le passé pour comprendre l'origine du trouble. Le thérapeute et le patient vont faire une évaluation critique des croyances erronées et les remplacer par d'autres plus adaptées. Cette confrontation amène à une restructuration cognitive qui sera évaluée lors des situations par une nouvelle grille ABCDE.

Aaron Beck a travaillé sur la dépression (4), puis sur l'anxiété (5). Il a créé des échelles d'évaluation de référence comme la Beck Depression Inventory (BDI). Selon lui, les idées négatives sur soi-même, sur le monde et sur le futur alimentent l'état dépressif majeur. Il en déduit un modèle psychothérapique fondateur de la thérapie cognitive. Ce modèle est circulaire avec des interactions entre les émotions, les comportements, les cognitions, elles-mêmes en relation avec l'environnement et les facteurs biologiques.

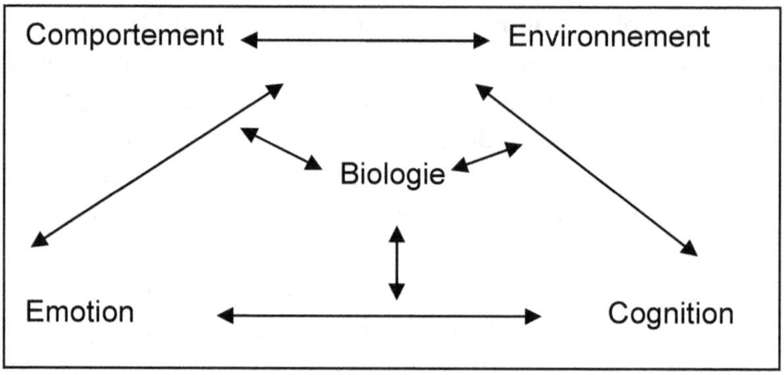

Le modèle de Beck du traitement cognitif de l'information repose sur l'existence de schémas cognitifs qui sont en grande partie inconscients, car ils se situent dans la mémoire à long terme et proviennent de l'enfance où ils se sont constitués à partir de l'éducation et des expériences vécues. L'objectif de la thérapie cognitive est donc d'essayer d'assouplir les schémas qui, lors de leur constitution, pouvaient être nécessaires, mais qui, en raison de leurs applications rigides et systématiques, deviennent problématiques pour le sujet, car ils conditionnent les pensées automatiques et les réactions émotionnelles. Par exemple, une personne souffrant d'une carence affective fonctionne conformément à la croyance : « Je ne peux pas être aimée ».

Avec l'aide de son thérapeute, le patient accède à ses schémas inadaptés par l'auto-observation des pensées automatiques produites lors de situations ayant occasionné des émotions pénibles. Il peut s'aider de la technique de la flèche descendante (débat socratique) qui consiste à reprendre ses pensées intrusives et à les questionner jusqu'à arriver au postulat du schéma.

Dans la thérapie cognitive, avec une attitude d'observateur, le patient remplit une grille où il note la situation, l'émotion ressentie et les pensées automatiques qui lui viennent à l'esprit comme dans l'exemple suivant :

Situation	**Émotion**	**Pensées automatiques**
Mon chef me croise et ne me dit pas bonjour.	Tristesse	Il ne m'aime pas. Mon travail n'est pas reconnu et je ne suis pas reconnu.

Dans une situation précise, chacun ne va pas avoir forcément les mêmes pensées automatiques, car elles sont issues de ses schémas personnels. L'étape suivante consiste à demander au sujet de rechercher et de consigner, dans une quatrième colonne, des pensées alternatives plus positives et plus adaptées à la situation, lui permettant d'assouplir son schéma :

Situation	**Émotion**	**Pensées automatiques**	**Pensées alternatives**
Mon chef me croise et ne me dit pas bonjour.	Tristesse	Il ne m'aime pas. Mon travail n'est pas reconnu et je ne suis pas reconnu.	Il ne m'a peut-être pas vu. Il pensait peut-être à autre chose. Cela ne dit rien de négatif sur mon travail.

Chez Beck, l'émotion est reconnue, mais n'est abordée que par le travail cognitif. Dans ses prises en charge de la dépression, il a mis en évidence des distorsions cognitives.

Les plus fréquentes sont :
- la pensée dichotomique qui consiste à juger en tout ou rien ;
- la généralisation (à partir d'un seul incident, le sujet étend une expérience malheureuse à toutes les situations possibles) ;
- l'inférence arbitraire (tirer des conclusions sans preuve) ;
- la maximalisation du négatif et la minimisation du positif ;
- la personnalisation (surestimer les relations entre les événements défavorables et l'individu).

En prenant conscience de ses erreurs de raisonnement et en les corrigeant, le patient peut trouver plus facilement des pensées alternatives et réagir de façon différente aux événements désagréables. Ce travail de restructuration cognitive lui permet de reconnaître les schémas qui le dominent et de tester, dans la réalité, des schémas alternatifs par d'autres comportements :

Situation	**Émotion**	**Pensées automatiques**	**Pensées alternatives**	**Comportement**	**Conséquences**
Mon chef me croise et ne me dit pas bonjour.	Tristesse	Il ne m'aime pas. Mon travail n'est pas reconnu et je ne suis pas reconnu.	Il ne m'a pas vu. Il pensait à autre chose. Cela ne dit rien de négatif sur mon travail, c'est peut-être mon schéma de carence affective.	Je lui demande s'il y a un problème.	C'était un malentendu. J'ai bien fait de le lui demander. Je me sens mieux. C'était bien mon schéma de carence affective qui s'exprimait.

L'action thérapeutique intervient au niveau comportemental, cognitif et émotionnel en améliorant les relations avec l'environnement. La thérapie cognitive a prouvé son efficacité dans la dépression. Elle étend ses indications aux phobies, aux obsessions, aux problèmes sexuels, aux troubles des conduites alimentaires, aux traitements des troubles de la personnalité et des psychoses.

La troisième vague : les thérapies émotionnelles

Jeffrey Young (6), élève de Beck, développe une approche intégrative fondée principalement sur les méthodes cognitives et comportementales. Il y intègre des techniques issues de la psychodynamique, de la Gestalt et de la théorie de l'attachement de Bowlby. Son apport majeur est l'identification des schémas précoces inadaptés (SPI). Ils consistent en un ensemble de souvenirs, de cognitions, de sensations corporelles et d'émotions sur soi-même et sur ses relations avec les autres. Ils se constituent au cours de l'enfance et de l'adolescence.

La différence avec Beck est qu'un schéma n'est pas seulement une croyance pouvant être exprimée par un raisonnement logique, mais c'est une partie de l'identité et de la conscience de soi. Les schémas peuvent être positifs ou négatifs, adaptés ou inadaptés. La thérapie va s'intéresser à ceux qui sont devenus inappropriés dans la mesure où ils sont la conséquence de besoins affectifs fondamentaux non comblés au cours de l'enfance.

Face aux schémas, trois attitudes sont possibles :
- la capitulation : soumission au schéma qui va se répéter et se renforcer ;
- la fuite : évitement des situations qui activent le schéma ;
- la contre-attaque : surcompensation du schéma.

Les étapes thérapeutiques sont d'identifier les schémas du patient, d'en traiter les origines infantiles et de les modifier pour qu'ils cessent d'interférer négativement dans la vie actuelle du patient.

Thérapies fondées sur la pleine conscience

Jon Kabat-Zinn définit la pleine conscience comme « un état de conscience qui résulte du fait de porter son attention intentionnellement sur l'expérience qui se déploie au moment présent sans juger » (7). L'attitude de « non jugement » permet d'accueillir toutes les facettes de l'expérience présente, qu'elles soient agréables ou désagréables, sans filtre, sans attente et de les explorer avec une curiosité bienveillante. Elle diffère de la relaxation qui induit un état physique ou psychologique agréable associé à la détente. La pleine conscience cherche davantage à observer et à éprouver qu'à analyser et à verbaliser. Elle demande une pratique régulière qui exige une discipline de vie qui n'est pas toujours facile à suivre.

La MBSR (Mindfulness Based Stress Reduction ou réduction du stress basée sur la pleine conscience) est indiquée dans la gestion du stress et des états douloureux chroniques.

La MBCT (Mindfulness Based Cognitive Therapy ou thérapie cognitive basée sur la pleine conscience) est destinée à prévenir les rechutes chez les personnes dépressives.

Ces programmes structurés se déroulent sur deux heures, à raison de huit séances hebdomadaires, en groupe, avec la méditation, le travail cognitivo-comportemental, la prescription d'exercices et de pratiques quotidiennes de la méditation dans la semaine.

Les effets bénéfiques de la méditation de pleine conscience peuvent s'expliquer par la régulation cognitive et par la répétition cognitive et émotionnelle. Mais, l'apport des neurosciences évoque des phénomènes plus profonds de neuroplasticité induits par la pratique régulière de cette technique.

La thérapie d'acceptation et d'engagement (ACT - Acceptance et Commitment Therapy), de Steven Hayes, vise à restaurer une flexibilité psychologique, c'est-à-dire la capacité à pouvoir engager les actions importantes pour soi, même en présence de pensées négatives, d'émotions menaçantes, de souvenirs traumatiques ou de sensations douloureuses.

L'ACT est fondée sur des théories et sur des observations cliniques que les mêmes processus « dysfonctionnels » se révèlent dans la plupart des psychopathologies. Ces processus sont :

1. **l'évitement expérientiel :** les tentatives de contrôle ou d'évitement d'événements intérieurs considérés comme négatifs ou aversifs. Par exemple, les personnes ayant des attaques de panique essaieront d'éviter les pensées, les sensations et les sentiments liés à ces crises ;
2. **le manque de flexibilité mentale :** la flexibilité psychologique est l'habileté à être présent, pleinement conscient et ouvert à l'expérience de soi et de son environnement en tenant compte de ses valeurs. L'augmentation de la flexibilité psychologique est au centre des interventions de l'ACT ;
3. **la fusion avec le langage** est la tendance à envisager de façon littérale ses pensées, c'est-à-dire à considérer que leur contenu représente la réalité. L'ACT vise la « défusion » avec les pensées permettant d'appréhender

l'événement interne pour ce qu'il est : une activité interne, une pensée, un souvenir ou une image mentale.

L'ACT est en évolution constante et en plein développement. La clinique et les recherches suggèrent son efficacité dans des problématiques variées : troubles anxieux, troubles de l'humeur, troubles de la personnalité, douleur chronique, troubles du comportement alimentaire, psychose, stress professionnel, performances sportives…

La Mindfulness ou « pleine conscience », avec laquelle l'ACT possède des points communs (l'observation des pensées et l'acceptation), est un état de conscience qui résulte du fait de porter intentionnellement son attention sur l'instant présent et sur l'expérience au fur et à mesure qu'elle se déroule, sans juger.

L'ACT repose sur des acquis récents de la psychologie suggérant que des stratégies, centrées sur le contact avec le moment présent et sur l'acceptation de ce qui est éprouvé, pensé et ressenti, peuvent utilement compléter les approches classiques visant plus directement des modifications cognitives et comportementales. Ce n'est qu'en acceptant ce que nous ne pouvons pas changer, que nous réussissons à dégager les ressources nécessaires pour agir là où c'est possible afin d'orienter notre vie dans le sens des valeurs qui nous sont chères. L'ACT nous apprend à donner à nos pensées et à nos émotions douloureuses la place qui leur revient, car elle considère que les efforts pour éviter la souffrance, inévitablement liée à la condition humaine, jouent un rôle de premier plan dans le développement et dans le maintien d'un large éventail de psychopathologies. Le but premier de la thérapie n'est pas la réduction des symptômes, mais l'augmentation de la flexibilité psychologique afin de favoriser l'engagement dans des actions contribuant à la construction d'une existence riche et pleine de sens.

Principes du déroulement des thérapies comportementales et cognitives

Le thérapeute commence par préciser la demande du patient tout en évaluant la motivation de ce dernier à adhérer au cadre thérapeutique. Puis il l'aide à réaliser une analyse fonctionnelle. La grille SECCA (Situations, Émotions, Cognitions, Comportements, Anticipation) est un des outils les plus utilisés.

L'utilisation d'échelles d'évaluation peut contribuer à la compréhension de la problématique. Elles sont employées au début et à la fin de la thérapie pour évaluer les résultats dans une démarche scientifique.

Un contrat thérapeutique est établi avec la définition d'un objectif au traitement (en individuel ou en groupe). La psycho-éducation est un temps souvent nécessaire. Des principes généraux et des modèles spécifiques relatifs aux troubles sont expliqués au patient comme l'exposition dans le cas des phobies.

Le patient fixe des buts thérapeutiques à partir de ses difficultés dans l'« ici et maintenant ». Il s'engage dans un programme où s'associent des exercices pratiques centrés sur les symptômes tels que la désensibilisation progressive et un travail sur les processus mentaux (cognitions) considérés comme étant à l'origine des émotions et de leurs désordres. Des pratiques de relaxation, de biofeedback, de méditation sont enseignées. Des techniques intégratives comme la thérapie des schémas ou l'ACT peuvent être proposées. À présent, ces modèles s'inscrivent davantage dans un « contextualisme » fonctionnel, c'est-à-dire ce qui marche pour le patient. L'élément central de la thérapie est d'établir une alliance thérapeutique de qualité et collaborative. La relation se fait sur un mode empathique et bienveillant pour accompagner le patient dans son parcours.

Liens avec l'hypnose

L'hypnose médicale et clinique, telle qu'elle est pratiquée aujourd'hui en France et dans le monde, s'inscrit dans le sillage du renouveau des psychothérapies. La figure la plus marquante de ce courant demeure celle de Milton Erickson. C'est en référence à ce thérapeute que la dénomination d'hypnose éricksonienne s'est généralisée de manière à distinguer cet usage thérapeutique des autres pratiques de l'hypnothérapie et de l'hypnose de théâtre. Cette notion d'hypnose éricksonienne recouvre des approches assez diverses qui dépendent autant des instituts de formation que de la manière dont chaque praticien s'approprie la technique et la met au service du patient. C'est la raison pour laquelle, dans cette présentation, j'ai adopté le point de vue de l'hypnothérapie intégrative® enseignée par Varma (8).

L'expérience hypnotique est caractérisée par différents éléments :
- une focalisation de l'attention ;
- une sensation de détente ;
- une diminution du jugement et de la censure ;
- une modification de la perception spatiotemporelle ;
- des sensations corporelles ;
- une diminution des activités de contrôle ;
- le sentiment d'une réponse automatique aux suggestions.

Grâce aux progrès de l'imagerie cérébrale, les modifications neurophysiologiques associées à l'état hypnotique sont aujourd'hui mieux connues. Une présentation claire et très synthétique de l'état actuel de ces connaissances est donnée dans le livre *Hypnothérapie et hypnose médicale : en 57 notions,* de Bioy et de Celestin-Lhopiteau (9).

Rappelons qu'il n'est pas possible d'hypnotiser un sujet contre son gré et que, par conséquent, toute pratique de l'hypnose, même guidée, est en réalité une forme d'autohypnose dans laquelle il garde l'initiative. Cela implique pour le thérapeute de tenir compte du fait que chaque personne est unique et, surtout, que chacun perçoit et interprète les événements à partir de ses propres cadres de référence.

L'approche de l'hypnothérapie intégrative® inscrit l'alliance thérapeutique au cœur du processus de changement. Elle renvoie à la relation de confiance, à la collaboration mutuelle et aux liens interpersonnels qui s'établissent entre un thérapeute et son patient. La relation ainsi nouée présente certaines caractéristiques familières à tout praticien : écoute active, reformulation, questions ouvertes et congruentes. Elle se définit à partir de deux composantes :

1. une dimension personnelle qui, dès les premières séances, permet d'établir une confiance et un respect mutuels ;
2. une dimension cognitive qui se rapporte aux objectifs poursuivis en thérapie et qui sont expliqués au patient (psycho-éducation).

Il n'est donc guère surprenant que certains des aspects de la dynamique relationnelle, qui viennent d'être évoqués, se retrouvent dans d'autres pratiques thérapeutiques comme les TCC.

Du point de vue technique, au cours d'une séance d'hypnose, la communication s'effectue par des suggestions, c'est-à-dire des propositions faites au patient, qu'il est libre de refuser ou d'accepter. Les suggestions sont principalement de deux sortes :

- directes : « À présent, vous pouvez prendre une position confortable et observer le rythme de votre respiration » ;
- indirectes : elles reposent sur des formulations ouvertes ou sur des métaphores qui visent à éviter toute résistance de la part du patient : « Je me demande si, pour vous, il ne serait pas plus agréable de fermer les yeux dès maintenant ou de fixer un point devant vous pour entrer dans un état approprié au travail que vous souhaitez effectuer ».

Les suggestions post-hypnotiques sont destinées à prolonger le bénéfice d'une séance ou à installer durablement un changement.

L'observation des facteurs communs à différentes orientations thérapeutiques a naturellement conduit à des emprunts mutuels et à l'élaboration de nouveaux outils, parfois, très proches :

- la thérapie des schémas de Young (10) utilise différentes techniques émotionnelles d'imagerie destinées à déclencher des émotions liées aux schémas précoces inadaptés et à effectuer un reparentage chez le patient. Cette manière de procéder est comparable aux pratiques hypnotiques comme l'utilisation d'un endroit sécurisant ou à d'autres procédures telles que la régression en âge ou le pont d'affect ;
- l'ACT fait une large place aux métaphores ainsi qu'à l'expérience sensorielle qui constitue un outil incontournable pour l'hypnopraticien. La pratique de la pleine

conscience présente aussi de nombreuses similarités avec l'hypnose ;

- en ajoutant les techniques de la psychologie de l'énergie ainsi que la thérapie des états du moi aux techniques de désensibilisation et à la restructuration cognitive, l'hypnothérapie intégrative® est susceptible d'être utilisée comme une méthode thérapeutique puissante et modulable à part entière (11).

Cas clinique

Bruno a dix-sept ans. Il est en terminale ES dans un grand lycée parisien. Il a une sœur de six ans son aînée et un frère plus âgé de quatre ans. Son père est commerçant et sa mère n'a pas d'activité professionnelle, mais elle aide souvent son mari dans la boutique de prêt-à-porter.

Depuis une quinzaine de jours, Bruno ne va plus au lycée à la suite d'attaques de panique de plus en plus répétées quand il se trouve en classe. Des amis lui apportent les cours et il travaille chez lui. Nous sommes à la fin du mois de décembre, avant les vacances de Noël, et ses parents ont reçu une lettre du proviseur pour avoir des explications. Bruno est un bon élève et toute sa scolarité a été brillante, malgré beaucoup d'anxiété lors des changements de cycle (CP, 6e). Il passe le baccalauréat en juin et, à la rentrée de janvier, il doit faire ses choix d'inscription à l'université pour l'année suivante.

Au cours des premières séances, nous établissons une analyse fonctionnelle relative aux difficultés de Bruno d'être « ici et maintenant » et nous fixons un objectif : retourner en classe et passer le baccalauréat. Bruno est motivé et l'alliance thérapeutique s'installe facilement.

Les attaques de panique se caractérisent par une agitation, des vertiges, des sueurs, des difficultés respiratoires et par l'impossibilité de rester enfermé dans la salle de classe par peur que les signes ne deviennent plus forts. Il ne ressent ces symptômes ni le week-end ni pendant les vacances. Un léger stress s'observe sur le chemin du lycée, à l'aller.

Après une séance de psycho-éducation où j'explique les mécanismes physiologiques de la peur, je lui enseigne la relaxation progressive de Jacobson et des techniques de respiration abdominale. Je lui demande de pratiquer ces exercices tous les jours. Avec son accord et avec l'assentiment de ses parents, je contacte le proviseur qui me met en rapport avec le médecin scolaire. Nous nous mettons d'accord pour que Bruno reprenne les cours à la rentrée de janvier en commençant par la fin de la journée et en remontant de l'après-midi au matin, progressivement chaque semaine. Cela me permettra d'effectuer une désensibilisation systématique durant sept semaines. Nous convenons que, si Bruno ne peut vraiment pas rester en salle de cours, il ira à l'infirmerie, mais ne rentrera pas chez lui. L'infirmière scolaire a pour consigne de l'aider à se relaxer.

Pour la désensibilisation en imagination dans mon cabinet, puis in vivo au lycée, la hiérarchisation des situations gênantes avec leur niveau d'anxiété s'établit comme suit :

- aller au lycée : 3/10 ;
- entendre la porte de la salle de cours se fermer : 5/10 ;
- avoir un contrôle d'évaluation (personne ne parle) : 6/10 ;
- entendre crier un professeur : 8/10 ;
- savoir qu'il y a deux heures de cours à la suite : 9/10 ;
- rester plus d'une demi-heure avec les symptômes : 10/10.

Je lui demande de remplir les questionnaires d'évaluation suivants pour obtenir d'autres renseignements :

- Beck Depression Inventory (BDI) : 13/19 : pas de dépression ;
- Rathus : 103/100 (questionnaire d'affirmation de soi), le score du patient est dans la norme : $98 \leq 100 \geq 105$;
- schémas de Young et de Klosko (un score supérieur ou égal à 20 révèle que le schéma concerne le patient) :
  - « sentiment d'abandon » : 16/20 ;
  - « méfiance et abus » : 18/20 ;
  - « carence affective » : 11/20 ;
  - « sentiment d'exclusion » : 24/20 ;
  - « dépendance » : 33/20 ;
  - « vulnérabilité » : 37/20 ;
  - « sentiment d'imperfection » : 15/20 ;
  - « sentiment d'échec » : 11/20 ;
  - « assujettissement » : 23/20 ;
  - « exigences élevées » : 25/20 ;
  - « sentiment que tout m'est dû » : 26/20.

Parallèlement à la désensibilisation, je commence à traiter les schémas de « vulnérabilité » et de « dépendance ». J'apprends à Bruno à identifier les distorsions cognitives dans sa manière d'interpréter les situations qui lui font peur et à trouver des pensées alternatives rationnelles à l'aide du tableau en six colonnes.

Situation	Émotion	Pensées automatiques	Pensées alternatives	Comportement	Conséquences
Je me sens enfermé dans la salle de classe.	Peur	J'étouffe. Je vais mourir.	Je peux contrôler ma respiration. J'ai des ressources.	J'applique les techniques de respiration. Je me relaxe.	Les effets physiologiques s'atténuent. Je peux raisonner.

Je lui demande de repérer les distorsions cognitives les plus fréquentes en fonction des situations. Il identifie l'inférence arbitraire (« Je ne vais pas arriver à tenir »), la surgénéralisation (« Ça finit toujours comme cela ») et l'abstraction sélective (les cris du professeur sont un détail dans le contexte de la salle de classe). Nous passons à l'étape suivante, la correction de ces pensées « dysfonctionnelles », en utilisant la visualisation en relaxation (reparentage) et le raisonnement socratique.

Aux vacances de février, il ne reste plus que le dernier cours du matin à affronter. Il se sent plus rassuré et a bon espoir d'y arriver.

Le premier jour de la rentrée, il a un cours d'espagnol avec une professeure qui l'a connu au début du premier trimestre quand il était agité avec des absences répétées. Puis elle est partie en congé de maternité. Il n'aime pas cette enseignante qui crie beaucoup. Le cours commence, Bruno ressent des palpitations, s'agite et elle lui dit : « Décidément, vous n'avez pas changé. On serait mieux sans vous ». Bruno suffoque, ne peut plus respirer et part à l'infirmerie. Il n'arrive pas à se calmer. Ses parents viennent le chercher et il ne veut plus retourner au lycée. Il vient me voir en remettant en question le travail réalisé en psychothérapie.

Venant de terminer ma formation d'experte-praticienne en hypnothérapie intégrative®, je lui propose alors des séances d'hypnose. Après avoir démystifié l'hypnose, j'induis un état hypnotique par la technique de la lévitation de la main, très sécurisante pour un patient anxieux. J'enregistre un texte de suggestions de renforcement du moi.

Aux séances suivantes, je lui confie un CD avec des enregistrements adaptés que je lui recommande vivement d'écouter tous les jours pour retrouver une estime de soi et de la motivation. Puis je lui enseigne l'autohypnose et l'EFT, une technique de la psychologie de l'énergie, qu'il utilise régulièrement pour gérer efficacement les émotions désagréables. L'alliance thérapeutique est renouée.

Après une dizaine de jours, Bruno peut retourner au lycée toute la journée et nous commençons à traiter les origines du problème par l'hypno-analyse. Après induction d'un état hypnotique profond, à partir de la situation récente avec la professeure d'espagnol, j'effectue un pont d'affect. Bruno retrouve le souvenir d'une maîtresse de maternelle qui criait après lui et qui lui faisait très peur. De plus, depuis toujours, ses parents se disputent. Avec la thérapie du champ mental, j'atténue l'affect et demande à Bruno, l'adulte, de prendre soin du petit Bruno, de le rassurer et de laisser cette peur dans le passé (reparentage).

Par la technique de la régression en âge, nous remontons à un souvenir où, à l'âge de six ans, ses parents le punissent pour une bêtise. Et quand il est seul dans sa chambre, il entend ses parents se disputer à son sujet. Il croit entendre le mot « divorce » et ressent tous les symptômes de la panique. D'autres souvenirs sont retrouvés pendant qu'il est à l'école primaire où Bruno vit dans l'angoisse que ses parents divorcent à cause de lui. Il s'applique à bien travailler et à dépendre de leur jugement pour se sécuriser.

Après l'atténuation des affects par la technique d'acupression Tapas (TAT), je procède à la restructuration cognitive des schémas « vulnérabilité », « dépendance » et « sentiment d'exclusion ». J'utilise la thérapie des états du moi pour travailler avec différentes parties :

- « Peur » est là pour l'avertir d'un danger et pour le mettre en alerte. Elle a besoin de sécurité ;
- « Confiance », qui connaît les ressources de Bruno, est capable de les utiliser et accepte de venir aider « Peur » quand celle-ci se manifeste ;
- « Dépendance » ne sait pas comment agir et a besoin d'être guidée ;

- « L'aventurier » aime prendre des initiatives et faire face à la nouveauté, mais a besoin de « Confiance » pour y parvenir, car « Peur » est très forte.

J'établis une communication entre les parties qui sont prêtes à s'entraider et à venir en aide à Bruno pour une meilleure harmonie à l'intérieur de lui.

Après les vacances d'avril, il va beaucoup mieux. Il n'a plus d'attaque de panique et commence à manifester une certaine indépendance vis-à-vis de ses parents (révisions avec des camarades, sorties). Il continue les séances d'autohypnose pour visualiser la réussite à son examen et celle de son avenir. Je réévalue les schémas qui sont tous descendus en dessous de la limite problématique de 20, sauf celui des « exigences élevées ».

Nous espaçons les séances en décidant de nous voir une fois tous les quinze jours. Bruno obtient son baccalauréat avec la mention bien. Il décide de poursuivre ses études aux États-Unis. Il prépare actuellement le barreau à New York.

Ce cas clinique a tout particulièrement contribué à une réactualisation de ma pratique de thérapeute. L'hypnothérapie intégrative® me permet de proposer un ensemble maîtrisé de connaissances et de pratiques plus efficaces et plus puissantes que les TCC auxquelles elle emprunte certaines techniques. Ainsi, l'intégration des TCC à l'hypnothérapie réduit considérablement le temps de la psychothérapie avec des résultats qui se maintiennent dans le temps.

Finalement, l'élément commun est certainement la pratique de techniques, mais surtout l'échange nécessairement empathique pour que le système de communication cérébrale (comportemental, émotionnel et cognitif) soit bien reçu et bien compris. Comme le remarquait Erickson, « il n'y a pas de bonne ou de mauvaise technique ; l'essentiel est d'utiliser la bonne avec le bon patient » (12). C'est tout « l'art » du thérapeute.

Conclusion

Les techniques de l'hypnose viennent tout naturellement trouver leur place dans le courant des thérapies dites « intégratives » ou « multimodales » où différents aspects pratiques ou théoriques peuvent être combinés comme les pièces d'un jeu de meccano de façon à constituer un nouvel ensemble harmonieux et efficace (13). En effet, « deux prises en charge qui ont la même perspective épistémologique et la même vision du monde, mais, sous deux angles différents, peuvent facilement s'accorder et potentialiser leurs effets en balayant plus largement les processus de compréhension et de changement » (14). Depuis quelques années, l'importance croissante accordée à la sensorialité et à la dimension psychocorporelle de la technique hypnotique offre une illustration remarquable de cette évolution.

L'hypnothérapie intégrative®, soucieuse de mettre au service du patient tout ce qui peut lui permettre de progresser, indépendamment de toute considération théorique, se prête à merveille à une démarche intégrative. Elle n'en conserve pas moins sa spécificité en accordant une extrême importance au travail effectué à un niveau inconscient dans le plus profond respect de l'univers psychique singulier de chaque individu.

Références :

1. WATSON J.B., « Psychology as the Behaviorist Views it » in *Psychological Review*, 1913, 20, 158-177, page 166.
2. BANDURA A., *Principles of behavior modification.* New York: Holt, Rinehart & Winston, 1969.
3. ANDRÉ C., *Les états d'âme. Un apprentissage de la sérénité.* Paris : Odile Jacob, 2009, pages 97-98.
4. BECK A.T., *Depression: Causes and Treatment.* Philadelphia, PA: University of Pennsylvania Press, 1972.
5. BECK A.T., EMERY G., *Anxiety Disorders and Phobias – A Cognitive Perspective.* New York: Basic Books, 1985.
6. YOUNG J., KLOSKO J., *Je réinvente ma vie : vous valez mieux que ce que vous ne pensez.* Paris : Editions de l'homme, 1995.
7. KABAT-ZINN J., *Au cœur de la tourmente, la pleine conscience.* Bruxelles : De Boeck, 2009, page 29.
8. VARMA D., *Hypnothérapie, une approche intégrative.* Paris : L'Harmattan, 2016.
9. BIOY A., CELESTIN-LHOPITEAU I., *Hypnothérapie et hypnose médicale : en 57 notions.* Paris : Dunod, 2014, page 117.
10. KLOSKO J., WEISHAAR M.E., YOUNG J., *La thérapie des schémas : approche cognitive des troubles de la personnalité.* Bruxelles : De Boeck, 2005.
11. VARMA D., (éd.) *Hypnose et troubles anxieux.* Paris : L'Harmattan, 2010.
12. ERICKSON M., ROSSI E.L., ROSSI S. I., GUYONNAUD J.P., *Traité pratique de l'hypnose : la suggestion indirecte en hypnose clinique.* Paris : Grancher, 2006, page 278.
13. VARMA D., (éd.) *Hypnose et contrôle des habitudes.* Paris : L'Harmattan, 2011.
14. BACHELART M., BIOY A., BÉNONY H., *Les courants intégratifs en psychothérapies.* Annales Médico-psychologiques, 169 (8), 2011, page 486.

HYPNOSE ET SOPHROLOGIE

Gabrielle VOOG

Au début de mon installation, j'ai travaillé avec enthousiasme en utilisant toutes les techniques apprises dans le cursus de mon master en sophrologie caycédienne. Mes patients me consultaient pour l'insomnie, pour le stress et pour la préparation à un examen en améliorant la concentration et la mémoire.

Ensuite, les demandes ont concerné des problèmes plus graves comme la boulimie, l'état de stress post-traumatique, le deuil, la dépression, les phobies, l'anxiété généralisée et les addictions. Pour pouvoir y faire face et pour avoir vraiment le sentiment d'être une thérapeute efficace, il m'a fallu acquérir des outils complémentaires. J'ai suivi une formation en réflexologie palmaire. Puis j'ai eu la joie de rencontrer Varma et de suivre les vingt-quatre séminaires de sa formation en hypnothérapie intégrative®. Actuellement, je suis en train de me former à la médecine traditionnelle chinoise.

En tenant compte de cette évolution professionnelle, je vous présente la thérapie d'un de mes patients, que j'appelle Daniel, où, dans le cadre de l'hypnothérapie intégrative®, j'ai intégré des techniques de la sophrologie caycédienne.

Je vais d'abord vous décrire brièvement la sophrologie caycédienne. Le professeur Caycedo, neuropsychiatre colombien, a créé, en 1960, la sophrologie à Madrid, dans le service de psychiatrie de l'Hôpital Provincial. Il a été influencé par la phénoménologie de Ludwig Binswanger qui constitue une science de l'expérience où l'interprétation n'entre pas en jeu. Il s'inspira de grands maîtres du yoga, de la méditation tibétaine et du zen japonais. Durant deux ans, il s'est rendu dans des pays asiatiques pour y découvrir comment ces guides de sagesse appréhendaient le fonctionnement de l'esprit. À son retour, il s'est installé à Barcelone où il a mis en place la Relaxation Dynamique de Caycedo, appelée RDC.

Par les processus mentaux qu'elle déclenche, elle fait évoluer progressivement la conscience pour avoir une nouvelle approche des gens et du monde et pour se rendre compte de la signification que chacun veut donner à son existence. Ainsi, la « vivance » du corps est ressentie avec la pratique de la concentration et de la méditation. Et la « vivance » de l'esprit se développe avec celle de la contemplation et de la visualisation du futur. L'alliance de ces deux « vivances » mène à la conscience supérieure qui est la conscience universelle. Au cours des années, Caycedo a multiplié les RDC en augmentant leurs niveaux pour les intégrer à trois grands cycles de la vie : le Cycle Fondamental, le Cycle Radical et le Cycle Existentiel. Lorsque le sophrologue pratique les RDC, il demande à son patient d'être assis, allongé ou debout.

Le professeur Caycedo a su apporter à notre regard occidental des techniques orientales millénaires qui ont renforcé notre méthodologie et qui nous ont ouverts à un autre mode de perception. La sophrologie caycédienne constitue un outil qui éveille la conscience. Guidé par le sophrologue, le patient passe d'un état de conscience ordinaire à un état de conscience sophronique qui est un état de sérénité. Le thérapeute renforce ce sentiment de bien-être en désignant les différentes parties du corps. Cet état de conscience modifié, qui se situe entre la veille et le sommeil, s'appelle le niveau « sophroliminal ». Avec ces diverses RDC, le sophrologue suit ainsi un axe de travail qui vise d'abord à réconcilier le sujet avec son corps, puis à traiter la pathologie et à amortir la résonance émotionnelle et, enfin, à améliorer le sommeil, la maîtrise de soi, l'estime de soi et la relation avec les autres.

En hypnose, l'hypnothérapeute se sert d'autres outils qui permettent d'obtenir les mêmes résultats, mais qui, en plus, identifient et traitent les causes profondes des symptômes. Il induit un état hypnotique, soit par la relaxation, soit en utilisant des expériences agréables vécues par le patient, y compris un lieu sûr. En hypnothérapie intégrative®, nous tenons compte des problèmes d'énergie et nous apprenons au sujet à les corriger pour maintenir son système d'énergie en équilibre. Ensuite, l'hypnothérapeute recherche et traite les traumatismes à l'origine des problèmes en employant des techniques d'hypno-analyse comme le pont d'affect ou la régression en âge.

Pour supprimer la résonance émotionnelle ou l'affect qui dérange, l'hypnothérapeute utilise des techniques de la psychologie de l'énergie comme la thérapie du champ mental ou des approches hypnotiques telles que les hallucinations provoquées et les stimulations alternatives hypnotiques®. Dans les cas de troubles causés par la dissociation, il peut recourir à la thérapie des états du moi qui s'effectue également à l'intérieur des séances d'hypnose. Les améliorations du sommeil, des relations interpersonnelles, de l'estime de soi résultent de la pratique de la thérapie du champ mental, du traitement des schémas, des différentes visualisations d'expériences agréables et de l'utilisation des diverses techniques de renforcement du moi, y compris celle de l'installation du lieu sûr.

En hypnothérapie intégrative®, j'installe le lieu sûr en demandant à mon patient de visualiser un endroit très agréable et de se connecter à ses sens : ce qu'il voit, ce qu'il entend, ce qu'il ressent dans son corps et ce qu'il touche. Ces images mentales vont lui donner un sentiment profond de bien-être. En état hypnotique, le patient atteint une détente plus profonde qu'en état sophronique ; c'est ce que constatent toutes les personnes qui ont d'abord expérimenté la sophrologie avant de découvrir l'hypnose. Le but de la sophrologie n'est pas d'entrer en communication avec l'inconscient du sujet pour explorer les causes profondes des symptômes, contrairement à ce qui se pratique en hypno-analyse. Le sophrologue communique avec le patient par un flot de paroles harmonieuses prononcées à voix douce et basse appelé le « Terpnos Logos ». Il utilise des techniques « recouvrantes » fondées sur la relaxation, sur la visualisation du futur et sur la « sophro acceptation progressive » qui agissent toutes comme une désensibilisation.

Dès le premier rendez-vous, lors de l'anamnèse, l'hypnothérapeute recueille un grand nombre d'informations sur le patient à qui il confie aussi des questionnaires à remplir et à rapporter. Ils renseignent exactement sur le niveau d'anxiété et de dépression du patient ainsi que sur ses croyances erronées regroupées sous le nom de schémas (1).

La thérapie se poursuit avec la stabilisation du patient par des séances d'hypnose contenant des suggestions appropriées de renforcement du moi. Il est recommandé d'enregistrer ces séances sur son téléphone portable afin qu'il puisse les écouter à son gré, chez lui, pour augmenter son calme intérieur et son bien-être.

Après cette phase de renforcement du moi, le traitement des traumatismes peut porter sur tous les événements désagréables vécus par le sujet ou seulement sur ceux en rapport avec son (ses) problème(s). Dans certains cas, ce travail suffit pour répondre à la demande du patient. Mais, la plupart du temps, il est nécessaire de poursuivre la thérapie en lui enseignant à identifier et à corriger ses distorsions cognitives et en traitant tous les schémas qui le concernaient au début du traitement.

À présent, je vais vous présenter le cas de Daniel qui illustre cette démarche.

Daniel a quarante-huit ans. Il est brun avec un teint pâle et luisant. Il présente un iris jaune, des lèvres sèches, une haleine acide, un début d'alopécie, un corps massif et figé ainsi qu'un dos rigide comme s'il était bloqué. Je note sa sévère onychophagie. Il me dit : « Je ne veux plus souffrir. Je ne sais pas comment faire pour m'en dégager. Je suis déçu de moi-même. Je n'arrive pas à avancer. Je me sens dans une impasse. Je quitte toujours une femme que j'aime encore pour sa meilleure amie qui me désire et, à chaque fois, je me retrouve dans une nouvelle maison avec un ou deux adolescents et toujours un chat !! En plus, ces femmes ont souvent le même prénom. C'est tout le temps la même histoire. Je veux sortir de ce scénario !! » Je lui demande comment lui « parle » son corps. Et il m'énumère la longue liste de ses symptômes : hypertension, lumbagos à répétition, fatigue constante, maux de dents avec un abcès sur l'une d'elles, insomnies, migraines, palpitations, maux de ventre, constipation et des mycoses provoquant des desquamations douloureuses aux deux pieds.

En dix ans, il a consulté un psychanalyste, deux psychothérapeutes, plusieurs médecins et il a déjà fait quelques séances de sophrologie. Il me dit : « Tout cela m'a aidé, mais ça n'a pas suffi à me libérer de tout ce "fatras" ». Je lui explique qu'une thérapie efficace ne peut pas se contenter de soulager la plupart de ses symptômes, mais qu'il est essentiel d'identifier et de traiter leurs causes en remontant aux événements qui sont à l'origine de ses problèmes et de l'installation de ses croyances erronées. Il est attentif et un peu méfiant, mais il avoue qu'il est pressé de commencer le traitement pour trouver plus de confort dans sa vie quotidienne. Les rendez-vous sont planifiés tous les quinze jours avec des séances qui dureront parfois une heure et demie.

À la deuxième séance, il arrive stressé. Il me rapporte les questionnaires. Je constate qu'il présente un score important aux schémas « carence affective » : 38, « exigences élevées » envers lui-même et envers les autres : 39 et « sentiment que tout m'est dû » : 36.

Je lui enseigne des exercices de respiration qui le relaxent rapidement et profondément. Dans la thérapie, il est essentiel d'apprendre au patient à respirer. La respiration fait entrer la vie en nous. Les exercices respiratoires guidés, inspirés de la sophrologie, lui permettent d'utiliser tout son potentiel respiratoire et sa capacité à gérer ses émotions. Chaque fois qu'il se passe quelque chose de fort dans le mental ou dans l'affect, la respiration se modifie. Je travaille donc sur les trois respirations suivantes : l'abdominale libre, l'abdominale contrôlée et la thoracique contrôlée. J'enchaîne avec les tests d'énergie et fais les corrections appropriées. Une première sophronisation l'aide à se sentir très détendu. Je lui remets un enregistrement de cette séance de relaxation pour l'aider à régler son problème d'insomnie.

Lors de la troisième consultation, je lui apprends la thérapie du champ mental. Ensuite, je lui confie un deuxième enregistrement pour qu'il puisse pratiquer l'autohypnose chez lui et pour lequel j'ai choisi une induction issue de la sophrologie.

Au quatrième rendez-vous, je procède à l'installation du lieu sûr en état sophronique où je lui demande d'associer le maximum de ses sens à l'image choisie pour son lieu sûr. Je termine par une séance d'hypnose avec des suggestions de renforcement du moi de Torem (2), enregistrée également sur son téléphone portable pour qu'il puisse la pratiquer chez lui.

À la séance suivante, la phase de stabilisation étant terminée, je commence la deuxième étape du protocole de l'hypnothérapie intégrative® qui consiste à traiter les traumatismes du passé. Je demande à Daniel de me décrire l'image la plus ancienne et la plus désagréable en relation avec sa mère éveillant en lui une forte gêne émotionnelle. Il me dit : « Je lui ai pardonné parce qu'elle est morte ». Deux situations chargées de rancœur et de chagrin surgissent. Je traite ces deux événements avec la thérapie du champ mental et avec les stimulations alternatives hypnotiques®.

À la sixième séance, j'utilise la technique d'hypno-analyse du train pour repérer d'autres traumatismes en rapport avec sa mère. Par la thérapie du champ mental et par les stimulations alternatives hypnotiques®, je traite l'événement le plus grave et puis le plus récent qui est la mort de sa mère.

Le septième rendez-vous est consacré à son père. Le souvenir le plus ancien lié à ce parent fait surgir chez lui de la colère et un sentiment d'impuissance. Il me rapporte : « Il n'était pas à la hauteur ». Les stimulations alternatives et la thérapie du champ mental l'apaisent. Lors de la désensibilisation, je lui demande de considérer cet événement et les émotions qui l'accompagnent comme des factures déjà payées qu'il va brûler dans le feu de la cheminée (3). L'atténuation de ses émotions, ressenties comme des tensions dans les dents, dans l'estomac et dans la tête, le libère de ces souffrances physiques. Selon la symbolique du corps humain, les dents et leur emplacement sont en relation avec les émotions. Dans son cas, un abcès au niveau d'une prémolaire de la mâchoire supérieure représente des événements du passé qu'il a ressassés jusqu'à provoquer l'infection.

À la huitième séance, le traitement de tous les traumatismes liés au père est terminé et je commence à travailler sur l'événement le plus désagréable en relation avec son frère aîné. Amer, il articule sur un ton de dégoût : « Celui-là, je le renie ». Pour atténuer l'affect, après avoir induit un état d'hypnose, j'utilise la technique de l'abréaction silencieuse (4) qui consiste à demander au patient de s'imaginer dans une forêt où il donne des coups de hache sur une bûche pour évacuer sa colère. La thérapie du champ mental finit de l'apaiser. J'installe la nouvelle croyance positive qu'il choisit : « Je suis capable », en lui demandant de tapoter le sternum, le menton, le nez, le troisième œil, le sommet du crâne et le point situé derrière la tête qui sont les six points d'ancrage de la méthode de

Fred Gallo, laquelle renforce les croyances positives. En pensant à l'événement, tout en se concentrant sur la croyance positive, il ne ressent aucune gêne dans le corps. Je lui suggère alors de visualiser une lumière intense, pure et bienveillante qui monte des pieds jusqu'au sommet de la tête, en passant tout le long de sa colonne vertébrale. Il se sent intensément bien.

Lorsqu'il arrive à la neuvième séance, il me demande que nous fassions ensemble un premier bilan. Il rapporte que :
- sa tension artérielle a baissé ;
- ses palpitations ont disparu ;
- ses colères et ses migraines sont devenues rares ;
- il s'endort facilement et dort plus longtemps ;
- il n'a plus mal à l'estomac.

Tous les jours, il pratique les exercices de respiration, l'autohypnose et la thérapie du champ mental. Un léger sourire se dessine sur ses lèvres et il me dit : « Mon corps essayait de me parler, mais je ne le comprenais pas. Maintenant, c'est comme si mes organes communiquaient avec ma tête ». Il réalise que son corps est en relation avec sa psyché et quc tous les points d'acupuncture utilisés en thérapie du champ mental sont en lien avec son corps et avec ses émotions. Il prend conscience de la valeur unique et précieuse de son « véhicule de vie » que représente son corps. Il est surpris et fier de lui d'avoir accompli ces progrès qui apportent un mieux-être dans sa vie quotidienne. Nous terminons la séance, debout, par quelques exercices de Brain Gym (5) qui le font bien rire.

À la dixième séance, c'est Daniel qui oriente le travail. Il se sent mal et abandonné. En hypnose, j'effectue un pont d'affect à partir de ce sentiment de solitude et d'abandon. Cette technique d'hypno-analyse suscite deux images : la trahison d'un ami et la mort d'un autre. J'utilise la thérapie du champ mental et les stimulations alternatives pour les traiter.

Au rendez-vous suivant, il arrive très en retard et agacé car « un de ses voisins lui a encore grillé un stop sous son nez ». Il s'écrie : « Personne ne me respecte ! C'est insupportable ! » Je lui explique qu'un traumatisme récent peut en réveiller un ancien non résolu. Après induction d'un état d'hypnose, je fais une régression en âge qui révèle qu'à huit ans il a été violé par un cousin âgé de quinze ans. Il me raconte : « J'étais debout, le visage écrasé contre le mur. Il me tenait. J'avais peur. Je ne voyais que mes pieds… Je n'oublie pas… » Il a raconté cet événement terrifiant et humiliant à son frère aîné et à ses parents qui ont considéré cette agression comme une honte et qui lui ont interdit d'en parler. Ainsi, l'agresseur est resté impuni. En évoquant cet aspect de l'événement, il ressent de la rage, de la déception et du dépit. En choisissant ses mots, il dit : « C'est une salissure, une souillure ». Je lui demande où il ressent cette impression dans son corps. Il me répond : « Dans mon dos et dans mes pieds ». Son sentiment de souillure et d'insécurité s'exprimait par cette mycose qui provoquait des desquamations sur ses pieds. Son « Moi-peau » meurtri donnait à cette mycose tout le pouvoir de l'invalider au niveau de la marche pour symboliser sa difficulté à avancer vers l'avenir. Je traite cet événement par la technique d'acupression Tapas qui fait partie de la psychologie de l'énergie. Pour le scan du corps, j'utilise la « sophro substitution sensorielle » qui est une forme de visualisation de la guérison. Ainsi, je lui suggère d'imaginer que la peau de ses pieds est rose et neuve, libérée de la laideur du passé, et que son dos est droit et digne. J'installe la nouvelle croyance positive appropriée : « Je suis capable d'avancer dans la vie et de réussir ». À la fin de la séance, je lui donne une feuille sur laquelle sont inscrites deux affirmations que je lui recommande de répéter plusieurs fois par jour : « Chacune de nos pensées crée notre avenir » et « Le pouvoir existe dans le moment présent ».

À la douzième séance, nous décidons de travailler sur son besoin fréquent de changer de femmes. Après l'induction d'un état hypnotique, j'effectue une régression en âge pour retrouver l'événement à l'origine de ce problème. Il me raconte alors : « Ma mère était une intellectuelle sacrifiée qui avait épousé mon père, un ouvrier devenu alcoolique. Elle le méprisait, l'esquivait et se refusait à lui. Je me suis dit que jamais je ne serai un mendiant d'amour. Je vais vers la femme qui a un désir intense pour moi et, si ce désir faiblit, je pars. Je veux qu'on m'aime ». En évoquant cette histoire, Daniel ressent une tristesse dans son ventre et dans sa poitrine. La thérapie du champ mental l'aide très vite à évacuer sa gêne physique et émotionnelle. J'élimine sa croyance négative qui est : « J'aime trop vite et je me lasse trop vite » et je la remplace par la croyance positive qu'il retient : « Je suis respectable et digne d'amour ».

À la consultation suivante, nous continuons à travailler sur ce problème de désir. Après l'induction d'un état hypnotique, je lui suggère de visualiser six boules de cristal posées sur une table. Je précise que, sur chacune d'elles, il va voir une image représentative de ce qu'il a vécu avec ces femmes. Ainsi, cette technique éricksonienne (6) lui révèle les six visages souriants ou en colère de « ses » deux Delphine, de « ses » deux Virginie et de « ses » deux Isabelle. Pour chaque image, je traite l'événement le plus grave qui éveille chez Daniel une gêne émotionnelle. En comparant les images des six boules de cristal, il réalise que l'intimité lui fait peur et comprend mieux pourquoi il a choisi une sexualité sans véritable attachement pour valider sa croyance que vivre à deux est trop difficile. Chaque fois qu'il change de partenaire, il peut créer de nouveaux liens, de nouvelles joies et un nouveau désir stimulant. À l'issue du scan du corps, il me signale qu'il ne veut plus affronter tant de femmes, les six mentionnées sans compter toutes celles dont il n'a pas parlé ! Il veut limiter ses conquêtes féminines pour rencontrer le véritable amour.

Lors de la quatorzième séance, l'évaluation de ses schémas montre une forte baisse de ses scores : la « carence affective », qui était à 38, est descendue à 22, ses « exigences élevées » sont passées de 39 à 23 et « tout m'est dû » de 36 à 26.

De tous les symptômes qu'il présentait au début de la thérapie, il ne reste que des douleurs ponctuelles dans son dos. Ses mycoses ont disparu. Il a acheté une moto et deux casques pour être prêt à emmener la femme qu'il espère voir entrer dans sa vie. Il est déterminé à rester patient pour réussir une belle histoire d'amour. Il se sent bien et souhaite arrêter nos séances. Il est rassuré de savoir qu'il peut revenir à tout moment, si cela est nécessaire.

Dans ma pratique, je ne pouvais pas me cantonner à n'employer que les techniques de la sophrologie. Il me fallait sortir de ce sentiment de travail inachevé ressenti face à certains de mes patients qui venaient vers moi pour une psychothérapie.

Avec l'hypnothérapie intégrative®, je dispose d'outils divers qui me procurent beaucoup de joie. Utiliser l'hypnothérapie dans ma pratique quotidienne apporte une cohérence dans ma thérapie et, surtout, me donne la satisfaction d'aider mes patients à atteindre leurs buts thérapeutiques.

Références :

1. YOUNG J., KLOSKO J., *Reinventing Your Life*. New York: Dutton, 1993. Tr. fr. *Je réinvente ma vie*. Montréal : Éditions de l'Homme, 1995.
2. TOREM M.S., M.D., in HAMMOND D.C. (ed.), *Handbook of Hypnotic Suggestions and Metaphors*. New York: Norton, 1990, pages 111-112. Tr. fr. *Métaphores et suggestions hypnotiques*. Bruxelles : Satas, 2004, pages 107-108.
3. STANTON H.E., « Room and Fire » in HAMMOND D.C. (ed.), *Handbook of Hypnotic Suggestions and Metaphors*. New York: Norton, 1990, page 313. Tr. fr. *Métaphores et suggestions hypnotiques.* Bruxelles : Satas, 2004, page 303.
4. WATKINS H.H., « The Silent Abreaction » in *International Journal of Clinical and Experimental Hypnosis,* 1980, vol. 28, pages 101-103.
5. DENNISON P.E., DENNISON G.E., *Brain Gym*. Ventura, California: Edu-Kinesthetics, Inc., 1989. Tr. fr. *Le mouvement clé de l'apprentissage*. Barret-le-Bas : Le Souffle d'Or, 1992.
6. ERICKSON M.H., « Pseudo-Orientation in Time as a Hypnotherapeutic Procedure » in ROSSI E.L. (editor), *Innovative Hypnotherapy – The Collected Papers of Milton H. Erickon on Hypnosis*, vol. IV. New York: Irvington, 1980, pages 397-423. Tr. fr. ERICKSON M.H., ROSSI E.L., *L'intégrale des articles de Milton H. Erickson sur l'hypnose.* Tome IV : *Innovation en hypnothérapie*. Bruxelles : Satas, 2001.

HYPNOSE ET ICV
(Lifespan Integration – Intégration du Cycle de la Vie)

Carine FOUESNARD

Aujourd'hui, je vais vous présenter la thérapie « Lifespan Integration » traduite en français par « Intégration du Cycle de la Vie » ou, en abrégé, ICV. Puis à travers un cas clinique, je montrerai comment cette thérapie peut s'intégrer à l'hypnothérapie.

La thérapie « Lifespan Integration » a été conçue par la psychologue américaine Peggy Pace, en 2002. Tandis qu'elle traitait une patiente en EMDR qui restait bloquée dans le traumatisme vécu à l'âge de six ans, elle a eu l'idée de lui faire énumérer un souvenir par année jusqu'à l'amener à se reconnecter au temps présent. Ensuite, elle lui a répété plusieurs fois la liste des souvenirs, lui faisant ainsi prendre conscience que l'événement appartenait désormais au passé. Cette expérience s'est révélée positive pour la patiente et a conduit la thérapeute américaine à élaborer le premier protocole de l'ICV dit « Protocole Standard » dont l'objectif est de traiter les traumatismes du passé.

La liste des souvenirs, appelée liste de « souvenirs-signaux », représente une des composantes principales de l'ICV. Elle est constituée des souvenirs, un par année, que le patient doit être capable de se représenter sous forme d'une image ou d'une sensation liée à un événement, à une personne ou à un lieu. En général, elle débute autour de l'âge de deux ou trois ans jusqu'à maintenant.

Une fois la liste établie, cette ligne du temps est traversée à plusieurs reprises au cours d'une séance. En effet, la répétition est le cœur de l'ICV car, d'après son auteur, le patient va ainsi développer de nouveaux circuits neuronaux. La traversée répétée des « souvenirs-signaux » entraîne aussi un élargissement des souvenirs et ceci, grâce à l'activation des réseaux de mémoire ; ainsi, de nouveaux souvenirs émergent et plus de détails apparaissent. Ce processus va permettre de relier les états du moi de la personne apparus au cours de son développement afin qu'ils puissent être intégrés au Soi de la personne. Selon Peggy Pace, lors du développement normal d'un individu, « ces états du moi se relient entre eux à travers le temps et les contextes grâce à la co-construction de récits autobiographiques entre le parent et son enfant » (1). En connectant les événements de la vie entre eux, la discontinuité ressentie va se transformer.

À propos des états du moi, il me paraît nécessaire d'apporter une précision. La thérapie des états du moi, conçue par le couple Watkins (2), et la théorie de la dissociation structurelle, élaborée par Van Der Hart, Nijenhuis et Steele (3), font référence à des sous-systèmes formés de sous-parties ou de parties émotionnelles du moi comme la partie blessée et de parties protectrices et/ou défensives. En ICV, les états du moi correspondent aux parties « enfants » de la personne restées bloquées dans le passé en raison des expériences traumatiques ou des carences vécues par l'enfant. Par exemple, on pourra évoquer le moi de cinq ans ou « petite Marie de cinq ans »...

Outre le Protocole Standard, en collaboration avec sa collègue Catherine Thorpe (4), Peggy Pace va développer le Protocole de Naissance au Présent dont l'indication concerne plus spécifiquement les problématiques d'attachement. C'est précisément ce protocole que je pratique souvent avec les patients et dont je vous présenterai une illustration dans le cas clinique qui sera exposé ultérieurement.

Sur le plan théorique, le Protocole de Naissance au Présent renvoie directement aux travaux sur l'attachement élaborés dans les années 70 par le psychanalyste anglais John Bowlby qui a montré que, chez l'être humain, le besoin d'attachement constituait un besoin primaire, indépendant de la libido. Des travaux montrent que l'attachement est sous-tendu par des bases biologiques. La vasopressine et l'ocytocine sécrétées par l'hypothalamus sont impliquées dans les liens d'attachement.

La construction du lien d'attachement vise à répondre au besoin de sécurité et de protection des petits. Pour se sentir en sécurité, le bébé a besoin de la proximité physique, mais aussi psychique de sa mère et, par là, nous entendons la réponse adéquate de cette dernière aux signaux envoyés par son enfant. Une des modalités est la capacité de la mère ou de la figure maternelle à traduire par des mots et par des gestes apaisants les émotions brutes du bébé, confronté à des expériences négatives. Et comme le souligne Michel Delage, psychiatre et auteur de *La vie des émotions et l'attachement dans la famille* (5), cette figure d'attachement est aussi source de stimulations et d'excitations agréables. Dans cette relation, l'enfant apprend à avoir confiance, car il sait qu'il peut compter sur une base de sécurité que constitue la mère comme figure d'attachement. Cette confiance acquise lui permet de s'ouvrir au monde et aux relations sociales.

Toutefois, le lien d'attachement ne s'établit pas toujours de façon harmonieuse. En observant des relations mère-enfant, la psychologue Mary Ainsworth, qui a travaillé avec Bowlby, a distingué quatre types d'attachement en fonction des réactions manifestées par les bébés :

1. l'attachement sécure ;
2. l'attachement anxieux-évitant ;
3. l'attachement anxieux-ambivalent ;
4. l'attachement désorganisé-désorienté.

Le type d'attachement s'établit au cours de la première année de la vie. Toutefois, selon les circonstances, il peut se consolider ou subir des changements. Et il va aussi déterminer, pour une large part, le développement de la capacité de la confiance en soi et de l'estime de soi. Autrement dit, certaines croyances négatives comme : « Je n'ai pas de valeur » ou « Je ne peux pas me faire confiance » vont découler d'un lien d'attachement insatisfaisant.

Durant la première année de sa vie, le bébé ne possède pas de soi unifié, mais des états du moi qui réagissent selon les situations auxquelles il est confronté. Par conséquent, sa perception de lui-même est fragmentée en de nombreuses parties rattachées à un état émotionnel différent ou à une expérience particulière. Quand l'environnement est « suffisamment bon » et cohérent, ces états du moi vont s'intégrer progressivement pour constituer un Soi unifié. En revanche, si la figure parentale n'est pas assez sécurisante, cette unification ne va pas pouvoir se faire et l'intégration sera partielle.

Donc, le Protocole de la Naissance au Présent va créer cet état de contenance et de sécurité chez le patient qui a pu manquer d'attention ou qui se trouve dans l'incapacité de réguler ses émotions. Et au fil des répétitions, l'état de contenance et de sécurité sera intégré à la ligne du temps imitant le processus interactif qui se développe entre le parent et l'enfant dans la relation d'attachement appropriée.

Peggy Pace souligne l'importance de la cohérence chez le thérapeute qui prodigue les soins parentaux nécessaires à la partie nouveau-né du patient. Il s'agit d'un travail de reparentage où l'accordage du thérapeute avec son patient est primordial afin de permettre un ancrage plus fort (6). Louis Cozolino, professeur de psychologie et auteur de *La neuroscience de la psychothérapie* (7), définit l'accordage comme la capacité de l'adulte à entrer en résonance avec les états internes du bébé, puis à les traduire en langage verbal.

En ICV, l'imagerie mentale active tient une place essentielle, que ce soit par la traversée en images de la ligne du temps ou par l'instauration d'un dialogue intérieur entre le Moi-Adulte du patient, guidé par le thérapeute, et son Moi-Enfant. Ce dialogue intérieur va insérer des interactions positives imaginaires avec le Moi-Adulte. En effet, au plan neurophysiologique, le travail en imagerie comme celui pratiqué en hypnose ou en ICV sollicite tout particulièrement l'hémisphère droit du cerveau qui est impliqué dans le traitement des informations visuelles et émotionnelles ainsi que dans la reconnaissance de l'expression affective faciale maternelle. Les chercheurs insistent également sur le rôle majeur de cet hémisphère dans la régulation des interactions précoces entre la mère et son enfant.

La thérapie ICV est aussi centrée sur le corps car, d'après Peggy Pace, un échange d'énergie et d'informations se produirait entre l'hémisphère cérébral droit du patient et celui du thérapeute, au cours du processus thérapeutique. Des ressentis nouveaux et positifs vont se manifester et seront intégrés à mesure que le patient visualisera les images de sa vie jusqu'au temps présent.

Maintenant, je vais vous présenter le cas de Caroline. Cette patiente était venue me consulter une première fois, quatre ans auparavant. À ce moment-là, sa demande était de régler, grâce à l'hypnose, des problèmes d'anxiété lors de la prise de parole en public. Un récent changement de poste l'amenait alors à s'exprimer devant un nombre plus conséquent de personnes, ce qui occasionnait chez elle des manifestations de stress intense.

Lors de cette première étape, nous nous sommes rencontrées à sept reprises, car Caroline ne souhaitait pas s'engager dans une thérapie. Ainsi, les séances ont été essentiellement consacrées au renforcement de ses ressources afin de l'aider à être plus à l'aise lors de la prise de parole en public et des échanges professionnels. J'ai alors pratiqué l'ancrage d'un lieu sécurisant, le renforcement de la force intérieure, la technique du poing serré de Stein (8) pour maîtriser les sensations gênantes et une séance de projection dans le futur avec les boules de cristal (9), la patiente s'imaginant dans la situation avec des ressentis positifs. Je lui ai aussi enseigné l'autohypnose qu'elle a pratiquée régulièrement entre les consultations. Ainsi, ces séances lui ont permis, d'une part, de parler en public sans stress et sans panique et, d'autre part, de s'affirmer face à ses supérieurs hiérarchiques.

Au moment où Caroline vient à nouveau me consulter, elle est âgée de quarante-cinq ans, mariée et ses deux fillettes ont neuf ans et cinq ans. Elle me recontacte, dit-elle, car elle est très stressée. Avant de revenir vers moi, elle s'est tournée vers la sophrologie pour surmonter son malaise, mais sans résultat. Ayant gardé un souvenir positif de nos séances, elle décide de me revoir, consciente de la nécessité d'entreprendre un travail sur elle-même. De plus, elle se plaint d'un manque de confiance et de difficultés d'endormissement.

Des changements importants s'annoncent dans son travail. Ayant évolué professionnellement, elle se trouve davantage exposée à cause de ses nouvelles fonctions et me rapporte : « Je prends beaucoup de coups, alors que j'aspire à l'harmonie ». De plus, la société, dans laquelle elle travaille, s'apprête à effectuer des restructurations importantes et le climat psychologique s'en ressent. Bien que le poste de Caroline ne soit nullement menacé, elle vit très difficilement cette situation. Au cours de l'entretien, la patiente met en lien ces changements avec les nombreux déménagements qu'elle a connus pendant son enfance et son adolescence.

Concernant ses parents, elle dit de sa mère qu'elle est d'une nature stressée, dépressive et tournée vers le passé. Et très angoissée par la mort, elle ne fête plus son anniversaire depuis l'âge de quarante ans. Cette femme a eu aussi une enfance difficile entre une mère décrite comme dure et un père dépressif. La façon dont Caroline la présente laisse supposer que sa mère a vécu un type d'attachement « insécure ». Or, il est reconnu qu'une transmission involontaire de ce type d'attachement est fréquente.

Quant à son père, il apparaît comme un homme autoritaire et peu communicatif qui a fait le choix d'être mobile sur le plan professionnel, d'où les nombreux déménagements. Il peut se montrer également intrusif, ce qui occasionne des conflits avec le conjoint de Caroline. Enfin, la patiente se souvient qu'enfant, elle avait peur de lui parce qu'il criait souvent (10).

La patiente se décrit comme ayant été une enfant timide et introvertie, puis une adolescente solitaire et renfermée. De plus, elle a souffert de fréquentes crises d'herpès.

Un changement brutal, comme l'est un déménagement, provoque chez l'enfant un sentiment d'insécurité, une perte des repères du quotidien et de l'anxiété. En effet, le lieu de vie est comme une enveloppe protectrice et le fait de quitter cette enveloppe est souvent traumatisant. Chaque fois, Caroline a dû mobiliser des ressources pour s'adapter à un nouvel environnement.

Fille unique jusqu'à l'âge de dix ans, l'arrivée de sa petite sœur a été une source de joie pour Caroline. Mais, à cause des changements répétés des lieux de vie, elle n'a pas pu construire de lien d'attachement avec des pairs, pourtant essentiels à l'adolescence. Comme l'écrit Michel Delage : « L'adolescent a besoin de s'insérer dans un groupe d'appartenance. Cela le conduit à une certaine sécurité… L'estime de soi et la confiance en soi sont fortement sollicitées et ont besoin d'être soutenues par l'appartenance à un groupe de semblables auxquels il va s'attacher » (11).

En général, les déménagements fréquents amènent l'adolescent à éviter toute attache, échappant ainsi à la douleur de la séparation. Caroline exprime ressentir encore aujourd'hui ce manque. Depuis sa naissance, ses conditions de vie, qui l'ont empêchée de s'investir dans des relations affectives, et l'indisponibilité psychique de ses parents ont, semble-t-il, largement contribué à générer un profond sentiment de solitude chez elle. Dans ce contexte particulier, Caroline s'est énormément impliquée dans les études. Bonne élève, elle a néanmoins ressenti beaucoup d'angoisse lors des examens. Après le baccalauréat, elle connaît son premier et seul échec dans son parcours scolaire et universitaire ; elle rate de peu un concours et s'oriente alors vers des études scientifiques. Après l'obtention de son diplôme, elle exerce comme cadre dans une entreprise de conseil.

Les schémas inadaptés de Young qui la concernent sont : « sentiment d'abandon », « carence affective », « vulnérabilité » et « assujettissement ».

L'ensemble de ces éléments m'amène donc à proposer à la patiente de commencer la thérapie par quelques séances d'ICV, en premier lieu avec le Protocole de l'Être Cellulaire, puis avec celui de la Naissance au Présent.

Dans un premier temps, nous allons établir la liste des « souvenirs-signaux ». En lui-même, ce travail représente déjà une étape importante dans la thérapie ICV, car en activant les réseaux mnésiques, elle vient compléter l'anamnèse. Cette liste peut être réalisée par le patient seul. Mais, il arrive qu'avec certaines personnes, je propose de l'établir ensemble, comme c'est le cas avec Caroline. Rappelons que chaque année de la vie du patient est marquée par un souvenir qui peut correspondre à un événement, à une personne ou à un lieu. Il n'est pas nécessaire pour le thérapeute de connaître précisément le contenu de chaque souvenir. Le sujet peut donner un nom qui évoque pour lui le souvenir de façon suffisamment claire. Ensuite, il indique simplement si celui-ci est agréable, neutre ou désagréable. Même si chaque année peut comporter plus d'un souvenir, le thérapeute ne lira qu'un seul souvenir par âge. Pour les trois premières années, il invite le patient à s'imaginer traverser les étapes du développement comme la préhension, l'acquisition de la marche, de la parole...

En dressant la liste des « souvenirs-signaux », de nouveaux éléments concernant l'histoire de la patiente vont apparaître :

- tout d'abord, l'importance d'une figure maternelle : l'arrière-grand-mère maternelle qui a gardé la petite Caroline dans la journée pendant que ses parents travaillaient. Puis lors de l'entrée à l'école maternelle, c'est le décès de cette aïeule qui a sans doute représenté une perte importante pour la petite fille. Le souvenir est cependant évoqué de façon très factuelle ;
- la réaction de colère d'une tante lors de l'annonce du départ pour l'Afrique ;
- la phobie de sa mère pour conduire la voiture et pour faire du vélo vient confirmer la fragilité de cette femme ;
- les expériences négatives vécues avec plusieurs enseignants qui l'ont marquée. Cela est aussi révélateur de l'insatisfaction des relations avec les adultes ;
- la difficulté pour s'intégrer à l'école liée à l'arrivée en classe quinze jours après la rentrée scolaire ;
- enfin, des études supérieures poursuivies dans plusieurs villes.

Une fois cette liste établie, nous commençons les séances avec le Protocole de l'Être Cellulaire. Ce dernier, développé par la Suissesse Maria Summermatter et revu par Peggy Pace, amène le patient à traverser la ligne du temps, depuis sa conception jusqu'au temps présent, en connexion avec son Être Cellulaire. Ce voyage va permettre au patient d'être en lien, de façon profonde, avec son essence vitale et de se sentir plus vivant.

Au cours des deux séances, voici les commentaires que rapporte Caroline :

- lors de la première séance, après la première ligne du temps, elle n'éprouve aucun ressenti, puis, à la seconde

répétition, elle perçoit une sensation de chaleur dans le haut du corps ;
- durant la deuxième séance, elle décrit des sensations agréables : la lumière, la sensation d'être dans l'eau, de la chaleur, de la clarté et du blanc. Puis elle dit : « Je me représente bien l'Être Cellulaire, mais c'est difficile de trouver l'endroit où s'implanter dans l'utérus » et elle rit aussitôt.

Caroline me signale que, depuis le début de la thérapie, elle se sent plus calme au travail et qu'une intervention en public s'est bien passée.

Les cinq consultations suivantes se déroulent avec le Protocole de Naissance au Présent. Il s'agit de montrer au Moi-Nouveau-Né du patient le récit de sa vie sous forme d'images et de renforcer le lien interne entre lui et le Moi-Adulte par des paroles de tendresse et d'amour.

Concrètement, le thérapeute, assis en face du patient, porte un poupon dans ses bras de manière à ce que le patient puisse le voir. Toutefois, les personnes que j'accompagne choisissent de garder les yeux fermés. Tout en m'adressant au patient, je me comporte avec le poupon comme s'il s'agissait du patient nouveau-né et j'adapte la tonalité de ma voix afin qu'il puisse ressentir la bienveillance de ma part. Le poupon, qui est sensé représenter le Moi-Nouveau-Né du patient, lui permet d'y projeter ses ressentis. Les réactions manifestées par le sujet à ce moment sont révélatrices du type d'attachement et du manque qu'il a pu ressentir au début de sa vie. Tout au long de ce processus, le thérapeute reste en « accordage » avec le patient, ce qui permet un ancrage plus fort.

Lors de chaque séance, nous effectuons trois répétitions de la ligne du temps, de la naissance au temps présent. Et au cours de chaque répétition, j'invite régulièrement la patiente à retrouver son Moi-Nouveau-Né dans un lieu paisible et à se connecter à lui. À la fin de chaque répétition, afin de marquer le temps présent, Caroline imagine qu'elle nous emmène avec son Moi-Nouveau-Né dans son lieu de vie actuel. Une courte pause est observée entre deux répétitions pour recueillir ses commentaires concernant le lien établi avec son Moi-Nouveau-Né.

Lors de cette première séance, Caroline décrit ce qui suit :
LT1 (LT1 : première ligne du temps) : « Je peux imaginer mon Moi-Nouveau-Né, les yeux ouverts ou fermés. Mon ressenti est neutre. Mais, il m'est difficile de dire à mon Moi-Nouveau-Né qu'il est important. Je l'imagine tout seul. »
Lors la répétition suivante (LT2), Caroline ressent une émotion lorsqu'elle emmène son Moi-Nouveau-Né dans son lieu de vie actuel.
Puis en LT3, des émotions arrivent quand elle regarde son Moi-Nouveau-Né.
Au terme des trois répétitions, Caroline se montre davantage capable de lier les émotions aux représentations. En outre, les souvenirs visualisés lui semblent plus nets. Elle exprime même son désir d'être davantage en contact avec son Moi-Nouveau-Né.

Au deuxième rendez-vous, Caroline indique que la semaine s'est bien passée pour elle sur le plan émotionnel, malgré l'ambiance pénible au travail. Son Moi-Nouveau-Né lui apparaît toujours seul. En revanche, lors de la traversée des « souvenirs-signaux », les visages des enseignants et des membres de la famille deviennent plus clairs.

Lors de la troisième séance, la patiente rapporte un changement majeur : « Je me vois avec vous. Le Moi-Nouveau-Né a les yeux fermés et apparaît davantage comme un nouveau-né. Je me sens bien avec lui dans le lieu paisible. Je ressens du calme et de la chaleur. Mais, le Moi-Nouveau-Né m'apparaît de façon fragmentée : sa tête, ses jambes, ses bras ».

Après la troisième répétition, Caroline réagit au moment où le cordon ombilical est coupé ; la sensation physique est désagréable. Elle réalise aussi qu'elle n'a aucun souvenir avec sa sœur.

Un mois plus tard, à la quatrième consultation, Caroline mentionne qu'il lui est de plus en plus facile de gérer le stress vécu au travail. Elle se sent plus sereine et plus détachée.
LT1 : « Maintenant, je peux le voir dans vos bras. Je ressens un sentiment de joie et une sensation de douceur. Je suis capable de le regarder dans les yeux. »
LT2 : « Je vois bien le bébé sur votre peau comme « du peau à peau »».
LT3 : « Il y a plus de douceur. C'est lui avec vous et ça se mélange avec des photos de moi et de mes filles. Puis je vois l'image d'un nouveau-né que je ne connais pas. »

Au début de la cinquième séance, Caroline exprime qu'elle éprouve plus de calme dans le corps et ce, d'une façon générale.
LT1 : « Je perçois le tout nouveau-né… ses yeux. » Caroline ressent plus d'émotion pendant la traversée de la ligne du temps. « Je me dis que c'est moi, mais je n'ai pas de ressenti particulier. »
Le malaise ressenti dans les écoles se manifeste de plus en

plus intensément. Et Caroline dit : « Je sens que je m'approprie le Moi-Nouveau-Né ». Le lien interne avec son Moi-Nouveau-Né se renforce.

Au cours de ce cheminement qui a occupé neuf séances, Caroline a pu se connecter à ses ressentis, qu'ils soient agréables ou désagréables. Elle a aussi trouvé un apaisement profond et durable qui l'a aidée à faire face aux changements perturbateurs. Cette évolution traduit véritablement la constitution d'un moi plus solide capable d'affronter les vicissitudes de la vie et d'aborder une nouvelle étape dans le travail thérapeutique concernant les traumatismes vécus par la patiente dont l'inscription, à la fois émotionnelle et sensorielle, a émergé au fil des répétitions (12). En effet, à ce stade de la thérapie, nous pouvons envisager d'aborder les souvenirs pénibles pour les traiter en hypnothérapie.

Conclusion

L'ICV peut s'intégrer à l'hypnose. En ce qui concerne le protocole standard de l'ICV :

- la ligne du temps permet de ramener le patient, sous hypnose et en régression en âge, au temps présent en douceur ;
- en imagerie guidée par le thérapeute, le dialogue s'installe entre le Moi-Adulte et le Moi-Enfant ;
- le Protocole de Naissance au Présent, quant à lui, apparaît comme un outil puissant de reparentage et ;
- il permet d'accéder à de nouveaux souvenirs positifs pouvant être renforcés comme ressources et à des souvenirs négatifs sur lesquels il est possible de travailler avec les techniques de l'hypnose et de la psychologie de l'énergie.

Références :

1. PACE P., *Lifespan Integration. Connecting Ego States Through Time.* Peggy Pace: Roslyn, WA, 2003. 5th edition: 2012. Tr. fr. *Pratiquer l'ICV – L'Intégration du Cycle de la Vie.* Paris : Dunod, 2014, page 1.
2. WATKINS J.G & WATKINS H.H., *Ego states: Theory and Therapy*. New York: W.W. Norton, 1997.
3. VAN DER HART O., NIJENHUIS E.R.S., STEELE K., *The Haunted Self : Structural Dissociation and the Treatment of Chronic Traumatization.* New York: W.W. Norton, 2006. Tr. fr. *Le soi hanté, Dissociation structurelle et le traitement de la traumatisation chronique*. Bruxelles : De Boeck , 2010.
4. THORPE C., *The Success and Strategies of Lifespan Integration.* Bellevue WA: Timeline Press, 2012.
5. DELAGE M., *La vie des émotions et l'attachement dans la famille*. Paris : Odile Jacob, 2013.
6. CLEMENT C., SMITH J., BERNARDO D., « Intégration du Cycle de la Vie : thérapie des troubles de l'attachement, de la dissociation et du trauma » in COUTENCEAU R., SMITH J., LEMITRE S., *Trauma et Résilience.* Paris : Dunod, 2012, pages 293-304.
7. COZOLINO L., *The Neuroscience of Psychotherapy: Building the Human Brain.* New York: W.W. Norton, 2002. Tr. fr. *La neuroscience de la psychothérapie*. Montréal : Les éditions du CIG, 2012.
8. HAMMOND D.C., « Stein's Clenched Fist Technique » in HAMMOND D.C. (ed.), *Handbook of Hypnotic Suggestions and Metaphors*. New York: W.W. Norton, 1990, pages 145-147. Tr. fr. *Métaphores et suggestions hypnotiques*. Bruxelles : Satas, 2004, pages 140-143.
9. ERICKSON M.H., « Pseudo-Orientation in Time as a Hypnotherapeutic Procedure » in ROSSI E.L. (ed.), *The Collected Papers of Milton H. Erickson on Hypnosis, vol. IV: Innovative Hypnotherapy.* New York: Irvington, 1980, pages 397-423. Tr. fr. *L'Intégrale des Articles de M.H. Erickson sur l'Hypnose.* Tome IV : *Innovations en Hypnothérapie.* Bruxelles : Satas, 2001.
10. PACE P, SMITH J. « L'Intégration du Cycle de Vie : une technique permettant de mettre fin au cycle de la violence familiale » in COUTENCEAU R., SMITH J., *Violence et famille.* Paris : Dunod, 2011, pages 305-313.

11. DELAGE M., ouvrage cité, page 181.
12. SCHORE A.N., *Affect Dysregulation and Disorders of the Self.* New York: W.W. Norton, 2003. Tr. fr. *La régulation affective et la réparation du soi.* Montréal : Les éditions du CIG, 2008.

QUAND L'HYPNOSE DEVIENT L'ALLIÉE PRIVILÉGIÉE DE L'EMDR EN PSYCHOTHÉRAPIE

Véronique SOMMER

La psychothérapie des traumatismes liés au deuil pathologique et à la féminité blessée est devenue, au fil de ces dernières années, une de mes spécialisations qui m'amène régulièrement à traiter des patients souffrant de l'état de stress post-traumatique chronique qui cause souvent des problèmes liés à la dissociation.

Qu'est-ce qu'une pathologie des états du moi ?

John et Helen Watkins définissent l'état du moi comme « un système organisé de comportement et d'expérience qui sont liés ensemble par un principe commun. Chaque état du moi est séparé des autres états par une frontière qui est plus ou moins perméable » (1). La présence d'une pathologie révèle le manque d'harmonie entre les états du moi. La thérapie des états du moi doit être axée sur l'intégration. Quand cet objectif est atteint, il s'établit une communication appropriée ainsi qu'une relation harmonieuse et coopérative entre les états du moi qui deviennent capables de fonctionner comme les membres d'une famille saine.

La psychothérapie des états du moi constitue un parcours thérapeutique progressif et plus ou moins long qui présente de fréquents blocages et qui donne souvent le sentiment de l'échec, car il oblige le thérapeute à adapter constamment le traitement. Le praticien doit veiller à ne pas se dissocier lui-même et, ponctuellement, peut avoir besoin d'être supervisé.

Le cas d'Audrey : une psychothérapie des états du moi

Le cas clinique qui s'est trouvé au centre de mes remises en question sur la thérapie des états du moi et qui illustre mon propos d'aujourd'hui, à savoir : « Quand l'hypnose devient la meilleure alliée de l'EMDR en psychothérapie », est celui d'Audrey, une jeune patiente âgée de trente et un ans, qui a la grâce du regard et la beauté de l'actrice Audrey Hepburn. Elle est avocate et me consulte, alors qu'elle vient de rompre avec son compagnon, après sept ans de vie commune. Cette rupture sentimentale fait suite à l'échange d'un baiser avec un collègue lors d'une soirée un peu « arrosée » au travail. Ce « baiser » a été le déclencheur de sa chute en enfer. Quelque temps après, toutes les nuits, elle fait des cauchemars, ne dort plus, ne mange plus et ressent une énorme culpabilité. Et elle se met à entendre des voix qui l'insultent.

Pour remonter à l'origine de ce problème, j'effectue une régression en âge en hypnose. Un traumatisme de l'enfance remonte à la surface. Elle a dix ans et elle est en CE1. C'est une excellente élève et une petite fille très sage. Son institutrice, Mme C, abuse d'elle et devient son bourreau en la punissant régulièrement et arbitrairement. Aucune personne de son entourage ne réagit, notamment sa mère qui est institutrice dans la même école. Les situations humiliantes sont nombreuses ; sa maîtresse la punit en la mettant au coin, sous le bureau ou à ses pieds, en la privant de récréation ou en lui donnant des lignes à copier… la liste est longue. La fillette développe une anorexie sévère, ne parle plus, ne dort plus et devient une enfant silencieuse qui, socialement, se met en retrait et est de plus en plus absente et repliée sur elle-même. Audrey se dissocie et développe une pathologie des états du moi.

Sa famille ne présente pas de dysfonctionnement majeur. Selon elle, ses parents aimants et présents constituent un couple uni. Elle est la deuxième d'une fratrie de trois filles. Ses sœurs constituent la ressource qui l'aidera tout au long de la thérapie. Sa mère présente une blessure narcissique qui se retrouve chez toutes les trois : elles ne s'aiment pas et ne se trouvent pas jolies. Quand on voit le genre de beauté de ma patiente, l'étonnement est à son comble.

Le traitement avant l'hypnose : la thérapie EMDR

L'EMDR (Eye Movement Desensitization and Reprocessing - Intégration neuro-émotionnelle par les mouvements oculaires) représente une approche psychothérapeutique intégrative. Comme le fait remarquer David Servan-Schreiber, en France, au premier abord, il paraît peu crédible que faire bouger les yeux d'un patient pourrait permettre de soulager les terribles conséquences des états de stress post-traumatiques. C'est une psychologue cognitiviste américaine, Francine Shapiro, membre du Mental Research Institute de Palo Alto, en Californie, qui est la fondatrice de l'EMDR et qui, depuis 1987, l'a développée. C'est principalement David Servan-Schreiber, psychiatre, décédé récemment et mon formateur en 2005, qui, à partir de 2004, avec l'aide d'autres thérapeutes, a fait connaître cette méthode en France parce qu'il l'avait lui-même expérimentée au moment de son cancer et utilisée ensuite pour traiter tous ses patients.

L'EMDR est fondée sur le principe que les mouvements oculaires activent les deux hémisphères cérébraux, ce qui permet de libérer le patient des informations sensorielles, émotionnelles et cognitives emmagasinées de manière « dysfonctionnelle » dans le cerveau.

Je me suis formée à l'EMDR après avoir été traitée par cette approche pour un traumatisme non intégré de ma propre histoire. De 2006 à 2010, j'ai pratiqué cette thérapie avec enthousiasme et il m'a fallu du temps pour reconnaître qu'un type de patients résistait et mettait en échec les multiples tentatives d'adaptation de mon travail thérapeutique. Francine Shapiro avait créé un protocole spécifique pour les troubles dissociatifs que je suivais, mais la difficulté concernait la pose du diagnostic et la capacité de ne pas me laisser déborder émotionnellement par les différents états du moi. J'ai alors suivi, en Belgique, une formation pour le traitement des troubles dissociatifs post-traumatiques chroniques avec Maggie Phillips et Onno Van der Hart. C'est là que j'ai rencontré l'hypnothérapie. La plupart de mes collègues belges avaient été formés à cet outil avant de connaître l'EMDR et la guérison des patients traités par ces approches semblait plus rapide et durable.

Quand Audrey démarre sa thérapie, je commence ma formation en hypnothérapie intégrative® avec Varma et je n'associe donc pas encore cette approche à l'EMDR. Néanmoins, j'intègre doucement et sûrement l'hypnose dans ma pratique, car Audrey fait partie de ces patients qui vous obligent à vous ouvrir à d'autres outils thérapeutiques pour trouver des solutions d'aide et de soutien, tant leur douleur est à vif et leur apaisement, temporaire.

La patiente pratique l'autohypnose tous les jours et j'alterne régulièrement des séances d'EMDR avec celles d'hypnose comportant des suggestions de renforcement du moi et du lieu sûr que j'enregistre et qu'elle écoute quotidiennement avec application.

Après un premier traitement en EMDR sur les traumatismes relatifs à la maîtresse d'école qui a duré quatre séances, elle se sent nettement mieux et je vois la thérapie évoluer positivement et durablement.

Seulement, un samedi matin, son père, paniqué, me téléphone en m'annonçant qu'elle a été hospitalisée en urgence psychiatrique à l'hôpital de sa région parce qu'elle allait trop mal avec des idées suicidaires et avec la peur de devenir folle. C'est elle qui a demandé à être internée. Elle y reste deux jours. Le choc est salvateur, car elle prend conscience de sa différence avec les autres malades. C'est au retour de l'hôpital qu'à travers son récit je prends conscience qu'elle souffre de troubles post-traumatiques chroniques complexes avec dissociation et que je dois chercher et adapter une nouvelle procédure de traitement.

Traitement avec l'hypnose qui devient l'alliée privilégiée de l'EMDR en psychothérapie

Une des grandes qualités de l'enseignement de l'Institut Sakti d'Hypnose Clinique de Varma est de proposer un système cohérent de psychothérapie dans lequel il intègre des techniques hypnotiques et non hypnotiques. Grâce à cet enseignement, je retrouve le courage et la motivation pour aider Audrey à guérir, notre alliance thérapeutique restant intacte.

Dans la thérapie des états du moi, j'intègre la thérapie du champ mental (2) et l'hypnorestructuration cognitive fondée sur le traitement des schémas (3).

À chaque séance, j'apprends à rester attentive aux quatre aspects relationnels suivants :

1. la relation thérapeute-patient ;
2. la relation thérapeute-états du moi ;
3. la relation des états du moi avec le patient ;
4. la relation des états du moi entre eux.

Au début du traitement, j'utilise le questionnaire de Young et de Klosko et je demande à Audrey de lire leur livre *Je réinvente ma vie*, ce qui lui permet d'identifier par elle-même ses schémas de croyances.

C'est le même questionnaire qui sert de modèle pour établir les cibles de traitement en EMDR. Au début, il m'a été impossible de contacter certains états du moi au cours de la séance d'hypnose, ce qui donnait des réactions surprenantes où ma patiente semblait sortir de l'état hypnotique en ouvrant grand les yeux. Travailler uniquement en EMDR sans tenir compte des états du moi provoque des blocages et empêche la thérapie d'avancer. Comme les états du moi sont seulement accessibles en état moyen ou profond d'hypnose, il est nécessaire d'utiliser l'EMDR au cours des séances de thérapie des états du moi pendant que la patiente est en état d'hypnose. La thérapie des états du moi permet de réduire la dissociation chez Audrey.

Je traite le souvenir le plus ancien, le plus grave, le plus récent et le plus désagréable en rapport d'abord avec la mère, puis avec le père, l'institutrice et l'ancien compagnon.

Ma thérapie est axée sur les événements et sur les croyances en relation avec ces traumatismes. Les schémas qui concernent Audrey sont : « sentiment d'abandon », « sentiment d'exclusion », « méfiance et abus », « exigences élevées », « vulnérabilité » et « assujettissement ».

Après l'installation du lieu sûr en EMDR, je traite tous les souvenirs du passé associés aux croyances suivantes qui entretiennent son « sentiment d'abandon » : « J'ai peur que les gens, que j'aime, meurent ou m'abandonnent », « Mes proches sont imprévisibles. Ils sont là pour moi et, la minute suivante, ils n'y sont plus », « Au bout du compte, je resterai seule ».

Le traitement des événements en rapport avec le schéma « sentiment d'exclusion », en particulier les situations liées à la croyance : « Ma famille était très différente des autres », lui permet d'améliorer ses relations interpersonnelles. Je traite également le lien transgénérationnel avec sa mère sur la honte liée à l'origine de son milieu social qui était différent de celui acquis par son mariage.

Les cibles du traitement du schéma « méfiance et abus » entretenu par les croyances telles que : « Je dois me protéger et rester sur mes gardes », « Les personnes en qui j'aurais dû avoir confiance ont abusé de moi physiquement, verbalement et sexuellement » concernent la maltraitance de l'institutrice ainsi que l'attitude de sa mère.

Les « exigences élevées » qu'Audrey a envers elle-même sont maintenues par des croyances comme : « Je fais toujours en sorte que tout soit parfaitement en ordre », « J'ai tant à faire, que je ne trouve jamais le temps de me détendre », « Le stress, que je vis, affecte ma santé ».

Un des souvenirs en rapport avec ce schéma que nous abordons est le suivant : à l'âge de onze ans, Audrey a créé une liste de commandements qu'elle devait suivre avec rigueur, tous les jours, au risque d'être punie, alors qu'elle n'était plus dans la classe de « l'institutrice bourreau ».

De la même manière, je traite les événements liés aux croyances associées aux schémas « vulnérabilité » et « assujettissement ». Pour certains schémas, le recours à la thérapie des états du moi se révèle nécessaire du fait que les événements et les croyances, qui y sont associées, sont bloqués dans ces parties de la personne.

Conclusion

Dans la thérapie d'Audrey, l'hypnothérapie est intervenue comme un outil intégratif permettant au patient et au thérapeute de travailler en douceur et sans stress. La thérapie des états du moi a abouti à une guérison rapide et durable. Ainsi, dans ma pratique, l'hypnose est devenue l'alliée privilégiée de l'EMDR et m'a rendu mon enthousiasme, ma motivation et mon engagement pour ce type de pathologie, en particulier. Audrey est aujourd'hui une jeune femme qui s'épanouit avec intelligence et avec humour. Elle développe une profonde empathie pour la souffrance des autres. Ses projets sont un nouveau travail et une rencontre.

Références :

1. WATKINS J.G., WATKINS H.H., *Ego States: Theory and Therapy*. New York: W.W. Norton, 1997, page 25.
2. CALLAHAN R., TRUBO R., *Tapping the Healer Within: Using Thought Field Therapy to Instantly Conquer Your Fears, Anxieties and Emotional Distress.* Lincolnwood (Chicago), Illinois: Contemporary Books, 2001. Tr. fr. *Stimulez votre guérisseur intérieur. La Thérapie du Champ Mental : Comment surmonter peurs, dépendances et perturbations émotionnelles*. Paris : Guy Trédaniel, 2003.
3. YOUNG J.E., KLOSKO J.S., *Reinventing Your Life*. New York: Plume, 1994. Tr. fr. *Je réinvente ma vie*. Montréal : Editions de l'Homme, 1995.

HYPNOSE ET PSYCHANALYSE

Bernard SÉRÉ

Pour Freud, la psychanalyse est « le nom d'un procédé d'investigation des processus psychiques qui, autrement, sont à peine accessibles, d'une méthode de traitement des troubles névrotiques qui se fonde sur cette investigation, d'une série de conceptions psychologiques acquises par ce moyen et qui fusionnent progressivement en une discipline scientifique nouvelle » (1).

Sans contester a priori la valeur de cette discipline, nous pouvons dire qu'il ne s'agit pas d'une création dans le sens où la notion d'un domaine inconscient, le rêve et les souvenirs de l'enfance étaient déjà envisagés à la fin du XIXe siècle. Par contre, le mérite revient à Freud d'avoir organisé et synthétisé tous ces éléments en une théorie sans cesse confrontée à une clinique…

Concepts psychanalytiques

Il nous faut prendre garde d'identifier la psychanalyse à un corpus doctrinal monolithique et figé. Bien au contraire, tout en s'appuyant sur les principes freudiens (inconscient, refoulement, rêves, fantasmes), ce corpus a sans cesse évolué. À ce propos, je ne citerai que la première topique freudienne formulée en 1900 qui sera remise en question et qui aboutira à la deuxième topique, en 1923 (2). Je rappelle brièvement la constitution de la première topique dans laquelle, ce qu'il appelle « l'appareil psychique » se décompose en un inconscient, un préconscient et un conscient. Selon ce schéma, une perception réveille les souvenirs (traces mnésiques) d'un désir inconscient infantile.

Ce désir inconscient, qui cherche toujours à faire irruption dans le conscient, devra franchir la censure du préconscient, y subir une déformation ou être refoulé avant de déclencher un acte moteur. Inversement à ce processus, une pensée perçue comme dangereuse par le conscient pourra être refoulée vers l'inconscient.

Cependant, l'énergie attachée à cette « représentation » continuera à être active et pourra produire des symptômes. La psychanalyse repose donc sur la prise en considération de trois éléments complémentaires et en interaction permanente :

- l'élément dynamique : des conflits, le plus souvent inconscients, provoquent l'affrontement de pulsions de défense ;
- le point de vue économique : l'évolution de ce conflit pulsion/défense dépend de la quantité d'énergie mobilisée ;
- le point de vue topique :
  - la première topique : inconscient, préconscient et conscient ;
  - la deuxième topique : ça, moi et surmoi.

La psychanalyse se veut donc une méthode d'observation et d'investigation des mouvements psychiques. C'est une technique thérapeutique qui permet d'évaluer la situation pathologique de la personne à travers ses manifestations verbales et non verbales et qui vise à rétablir une libre circulation des forces psychiques.

Le courant psychanalytique, dans lequel je m'inscris, est appelé « la psychanalyse active », car il implique, à des degrés divers, une interaction non systématique entre le patient et l'analyste.

Son efficacité repose sur la succession de quatre phases :

1. la phase d'anamnèse pendant laquelle le patient va s'exprimer de la façon la plus libre possible sur son histoire. Cette phase est censée provoquer la résurgence d'émotions passées facilement mobilisables - dont nous pouvons dire qu'elles se situent dans le préconscient - et pour lesquelles le psychanalyste va aider le patient à circonscrire les zones de conflit en latence. Cette étape se pratique généralement face à face ;
2. il s'agit d'accompagner le patient dans la réactivation de ses « vécus antérieurs » et de lui permettre par des prises de conscience de sentir, de voir et de comprendre, à travers son revécu émotionnel, la répétition générée par ces modèles compulsionnels. Cette phase se pratique face à face, mais aussi sur le divan. Dans cette dernière position, l'analyste devient invisible au regard du patient qui, en étant allongé, peut ainsi se laisser aller plus facilement aux prémices d'une régression par la technique de la libre association ;
3. ici apparaissent deux notions propres à la psychanalyse : l'élaboration psychique et la perlaboration.

   Par le travail de la libre association autour de la dynamique des rêves et d'un mot inducteur, le psychisme permet au patient d'entrer dans des prises de conscience successives autour de l'élaboration psychique.

   Freud utilise le concept d'élaboration psychique « pour désigner, dans différents contextes, le travail accompli par l'appareil psychique en vue de maîtriser les excitations qui lui parviennent et dont l'accumulation risquerait de devenir pathogène. Ce travail consiste à intégrer les excitations dans le psychisme et à établir entre elles des connexions associatives » (3).

Ainsi, à ce stade, au niveau de son registre émotionnel et intellectuel, le patient peut comprendre l'enchaînement des causes et les effets des situations ayant constitué les prototypes de son histoire. Ici, va apparaître la notion de perlaboration.

Pour Laplanche et Pontalis, la perlaboration est un « processus par lequel le patient intègre une interprétation et surmonte les résistances qu'elle suscite... La perlaboration est constante dans la cure... La perlaboration est favorisée par des interprétations de l'analyste consistant, notamment, à montrer comment les significations en cause se retrouvent dans des contextes différents » (4).

4. Le patient peut maintenant vivre les différentes situations auxquelles il est confronté et qui, autrefois, étaient conflictuelles, en utilisant mieux son énergie psychique et en s'orientant avec une meilleure acceptation de la réalité vers un avenir plus créatif et plus responsable.

Ce qui m'a conduit vers l'hypnose

Aujourd'hui, la psychanalyse me permet d'envisager la vie psychique du patient avec la grille interprétative de la personnalité en tant que structure (structure névrotique et psychotique). Ainsi, la personne est considérée dans la dynamique de sa relation à l'objet.

Avec la technique de la psychanalyse dite « active », je constate, chez de nombreux patients, une amélioration de leur vie familiale et sociale, une meilleure tolérance aux accidents de la vie, une plus grande capacité à contenir les projections d'autrui et une libération vis-à-vis des compulsions de répétition.

Son retentissement sur mon psychisme me permet :
- dans les premières séances, d'apprendre à écouter le patient sans chercher à interpréter afin de préserver la fluidité de mon écoute, ce qui est appelé « écoute flottante » ;
- de me livrer à l'auto-analyse et à l'observation de mon contre-transfert.

Cependant, je découvre des limites, notamment dans le cas des patients qui sont en proie à un intense mal-être. Souvent, la personne attend de la part du thérapeute une attitude interventionniste de soutien qui puisse se révéler plus efficace et plus opérante qu'une simple écoute et une simple interprétation, aussi bienveillantes soient-elles. C'est ici que, selon mon expérience, l'hypnothérapie trouve toute sa pertinence dans ma pratique. En effet, l'intervention précise et méthodique du thérapeute formé à l'hypnothérapie intégrative® permet au patient de se sentir vraiment « soutenu » et d'entrer plus rapidement dans la dimension du transfert positif, dimension tellement nécessaire pour commencer le processus analytique.

Pour mieux faire comprendre ce qui m'a conduit vers l'hypnose, je dois signaler qu'antérieurement c'est ma formation aux différentes techniques de relaxation thérapeutique qui a été à l'origine de mon entrée en analyse. Sans faire ici une présentation de la relaxation thérapeutique, il me faut préciser que, selon Freud : « Le Moi est avant tout un Moi corporel, dérivé des sensations corporelles » et que « Le Moi psychique ne peut bien se construire que si le Moi corporel est de bonne qualité » (5).

Pour certains patients, la psychothérapie purement verbale est inappropriée. En passant par le corps et par les émotions qui y sont enkystées, ces « mémoires archaïques » peuvent circuler et le psychisme peut alors devenir intelligible. Je dirais que la psychanalyse « active » est venue tout naturellement compléter mon expérience en relaxation thérapeutique. En effet, par son modèle théorique et par la prise en compte directe de l'affect, je me suis trouvé en possession d'un outil thérapeutique intégratif.

Dès mes premiers patients, j'ai pu constater que mon approche personnelle devait aller encore plus loin dans cette dimension intégrative. Certaines personnes ne paraissaient pas disposées à entrer vraiment en analyse et avaient besoin d'un soutien plus efficace et rapide.

Déjà, la relaxation m'a permis de débloquer des résistances que la parole seule ne pouvait pas traverser. Parallèlement, mes lectures sur l'hypnose (principalement Léon Chertok) m'ont conduit, tout d'abord, à chercher à expérimenter l'hypnose pour vérifier sa validité.

De plus, le fait que la psychanalyse est née de l'hypnose me paraît indéniable. L'expérience clinique montre que l'hypnose implique l'établissement d'une relation transférentielle comme dans l'analyse et ce, beaucoup plus rapidement.

D'autre part, si je cherche à rester cohérent par rapport au fondateur de la psychanalyse, je me dois de citer Freud dans l'*Abrégé de la psychanalyse* : « d'un point de vue théorique, comme d'un point de vue thérapeutique, la psychanalyse gère l'héritage qu'elle a reçu de l'hypnotisme » (6).

Aujourd'hui, la technique de l'hypnose thérapeutique a considérablement évolué, à l'instar de la psychanalyse qui a connu des changements depuis Freud.

Application de l'hypnose dans mon expérience de psychanalyste

Présentation du cas

Je reçois Sylvain qui m'a été adressé par son médecin généraliste. Depuis sept mois, il endure une forte toux qui se manifeste par des salves de quatre à cinq quintes de toux. Il a passé tous les examens médicaux nécessaires qui se sont révélés négatifs. Il a consulté un hypnothérapeute qui a décrété que sa toux l'empêchait d'être hypnotisé. Sylvain, qui a dix-huit ans, pénètre dans mon cabinet avec un entrain un peu forcé. Il sourit et paraît s'exprimer avec facilité (peut-être trop !).

Pour ce premier entretien informatif, je lui propose de me dire très simplement ce qui le conduit à me consulter… Il m'explique que son médecin lui a conseillé de s'adresser à moi parce que je faisais de la relaxation et de l'hypnose. Il parle directement de la séparation de ses parents quand il avait dix ans. Il apparaît que, dès lors, les problèmes respiratoires se sont enchaînés aux problèmes digestifs et l'ont même empêché, vers quatorze ans, d'aller en classe pendant plusieurs mois... Aujourd'hui, il dit qu'il est heureux. Il travaille très bien (18 de moyenne) étant en classe préparatoire. Il fait du golf de compétition, surtout avec son grand-père… très rarement avec son père… Depuis la séparation de ses parents, il vit avec sa mère avec qui il entretient de très bonnes relations. Je précise que celle-ci l'a accompagné au cabinet et qu'il a fallu que je me montre ferme pour qu'elle me laisse seul avec lui.

En tant qu'analyste utilisant l'hypnothérapie intégrative®, je m'appuie sur le protocole d'intervention appris dans les séminaires de l'Institut Sakti d'Hypnose Clinique et constitué des étapes suivantes :

1. renforcement du moi (stabilisation) ;
2. traitement des traumatismes ;
3. identification et correction des distorsions cognitives ;
4. traitement des schémas (hypnorestructuration cognitive).

Cependant, tout en respectant ce protocole, je reste avant tout analyste. Je prends soin d'écouter et de regarder afin de voir et de comprendre quelle peut être la signification d'un trouble. Je me pose alors la question proposée par le psychanalyste Nasio : « La signification d'un trouble n'est pas autre chose que la réponse à une question : pourquoi ce trouble a-t-il été nécessaire ? De quel problème ledit trouble est-il la solution, la mauvaise solution ? » (7).

D'après mon expérience, je constate qu'il est utile de donner le questionnaire d'anamnèse au patient, dès la première séance. En effet, j'ai pu remarquer que cela l'engage immédiatement dans une vision synthétique de son histoire.

Parallèlement, disposant d'une séance d'une heure, j'accorde toujours plus ou moins quinze minutes (ou plus, si le patient a besoin de verbaliser face à face) pour lui permettre de s'exprimer librement sur son histoire (registre familial, professionnel ou autre) afin d'écouter l'enchaînement des aspects de sa vie (les éléments déclenchants, les épisodes marquants de son histoire, notamment les relations intrafamiliales). En résumé, cet entretien constitue une anamnèse de type analytique. C'est aussi l'occasion d'observer les mimiques, l'utilisation des silences et la façon dont il parle de sa vie.

Dans cette phase, je demande aussi au patient de commencer à noter les rêves et de procéder à un relevé spontané de ce qu'il a vécu en séance. Tout ce matériel est repris régulièrement dans les consultations suivantes en vue de le conduire à la pratique de la libre association (technique consistant à exprimer sans discrimination toutes les pensées venant à l'esprit, soit à partir d'un élément donné : un mot, une image ou un rêve, soit de façon spontanée).

Dès le premier rendez-vous, je lui confie aussi les différents questionnaires et procède au renforcement du moi en hypnose que j'enregistre sur son téléphone portable pour une pratique à domicile, car je constate que l'écoute répétée de cet enregistrement lui permet de se livrer à une verbalisation plus fluide. Moins de résistances se manifestent, le moi paraissant alors beaucoup plus capable d'assumer les remontées de l'inconscient et d'affronter le surmoi.

Quand Sylvain me remet l'anamnèse, il apparaît que les relations avec ses parents sont excellentes. Or, d'après ses propos, certains souvenirs dressent le portrait d'un père dur et prononçant des paroles blessantes envers son fils. Il ressort également de ce temps de verbalisation de l'agressivité vis-à-vis de sa mère. Selon lui, elle ne le soutient pas assez dans les situations de conflit avec son père et paraît se désintéresser des événements vécus lorsqu'il passe des vacances avec ce dernier.

Quand il parle de ses souvenirs en relation avec ses parents, Sylvain apparaît très émotif. Le rythme du débit verbal s'accélère. J'observe de la tension dans son visage et sa toux devient plus intense et plus fréquente. Il révèle des événements fréquents de son enfance et de son adolescence pendant lesquels il s'est senti traité de façon injuste. Les termes « d'écrasé » et « d'abandonné » reviennent souvent accompagnés de beaucoup d'émotion.

Le comportement actuel de la mère, relié à ce que j'apprends sur le père, m'oriente vers l'hypothèse d'une problématique œdipienne (peut-être même une angoisse de castration dont la définition est la suivante : le complexe de castration est en étroite relation avec le complexe d'Œdipe et, plus spécialement, avec la formation « interdictrice ») et d'une affection psychosomatique. Sylvain paraît être atteint de ce qui est désigné comme un trouble somatoforme lié à une rupture de l'équilibre homéostatique entre la psyché et le soma. Pour la relaxation de type analytique, le trouble psychosomatique représente un mécanisme de défense. Il est le résultat d'un clivage entre la psyché et le soma. Ce trouble s'intègre dans ce que le psychanalyste-relaxateur nomme « une économie psychosomatique ». Ce sera par un travail d'élaboration et de mentalisation, comparable à la métaphore de la digestion (ainsi, peut-on dire parfois : « Cet événement, je ne l'ai toujours pas digéré ! »), que ce symptôme perdra sa raison d'être. Je décide donc d'utiliser d'abord la relaxation de Jacobson, puis l'eutonie de Gerda Alexander pour reconnecter Sylvain à des ressentis corporels. Parallèlement, après la phase de renforcement du moi, j'ai recours à l'hypno-analyse par la technique du pont d'affect chaque fois qu'il exprime une émotion, notamment dans le registre relationnel… et je m'aperçois que les situations de ce type ont été assez nombreuses…

Afin d'apaiser l'état de mal-être en rapport avec ces émotions, dès la troisième séance, je procède à la pratique de la thérapie du champ mental, technique que, jusqu'à présent, je n'utilisais que plus tardivement ou alors plus particulièrement dans le cas d'une expression émotionnelle très forte. En effet, pour les patients qui viennent me consulter en tant que psychanalyste, je cherche, tout au moins pour les premières séances, à rester cohérent par rapport à la technique psychanalytique, à savoir essentiellement de l'écoute et de la parole. La thérapie du champ mental va se révéler immédiatement efficace pour calmer la colère ressentie vis-à-vis de son père qui menace de ne pas l'emmener en voyage « pour ne pas avoir honte à cause de cette toux ».

En relisant mon relevé de séances que je fais chaque soir et dans lequel je note ce qui s'est dit et ce que je ressens à propos de chaque cas, je constate que l'hypothèse œdipienne me paraît de plus en plus crédible. Je prévois donc, pour la séance suivante, un pont d'affect afin de repérer et de traiter l'événement à l'origine de ce conflit psychique. Cette technique va effectivement faire régresser Sylvain jusqu'à un événement vécu à l'âge de cinq ans. Il en résulte l'expression d'une colère qui n'avait pas pu se manifester à l'encontre de ses parents, à ce moment-là. Je précise que je fais suivre ce pont d'affect négatif d'un pont d'affect positif. Cependant, comme la colère associée à l'événement est toujours bien présente, j'ai à nouveau recours à la thérapie du champ mental qui, enfin, apaise totalement Sylvain.

L'hypothèse œdipienne s'étant révèlée fondée, comment puis-je, à présent, résoudre cette problématique ? Il me semble approprié de chercher à dénouer ce qui, chez Sylvain, paraît être de l'ambivalence vis-à-vis de son père et de sa mère. Théoriquement, cette attitude correspond à ce que Freud nomme « la forme complète du complexe d'Œdipe », à savoir le complexe d'Œdipe positif, avec de l'agressivité vis-à-vis du Père et de l'amour pour la Mère et le complexe d'Œdipe négatif qui, lui, inverse les affects. À ce moment-là de la thérapie, je décide de ne pas laisser s'enliser le processus thérapeutique dans le seul axe analytique et, Sylvain m'ayant rapporté qu'il y avait une partie de lui qui aimait son père et une autre qui ressentait de la colère vis-à-vis de ce dernier, j'entreprends la thérapie des états du moi qui se révèle concluante.

D'autre part, son langage comporte des distorsions cognitives notamment la « personnalisation » et la « pensée dichotomique » (ces notions ont été abordées dans le séminaire *Dépression*).

Je remarque aussi qu'un transfert positif s'est développé (type de relation du patient avec le thérapeute qui est à analyser dans la relation analytique. Dans le transfert, il y a répétition, de la part du patient, de prototypes infantiles vécus avec un sentiment d'actualité marqué). Dans la cure psychanalytique, le transfert est le terrain sur lequel se joue la problématique de cette cure.

À la dixième séance, la toux a disparu et Sylvain a pu déceler les ressorts de son symptôme et, surtout, se situer dans un rapport plus juste avec ses deux parents vis-à-vis desquels il est devenu autonome. À présent, son père semble mieux le respecter, mais sa mère ne manifeste toujours pas de tendresse envers son fils.

Pour le cas que je viens de vous présenter, le patient ayant clairement manifesté son intention de suivre une cure analytique, j'ai cependant, de mon propre chef, intégré l'hypnothérapie intégrative® dès le début du traitement pour obtenir une libération plus rapide du mal-être consécutif au symptôme de la toux.

Après cette guérison, je poursuis le protocole appris à l'Institut Sakti d'Hypnose Clinique en accordant, par la suite, plus de temps pour l'investigation analytique (rêves et libre association) tout en amenant le patient à repérer ses distorsions cognitives et ses schémas. Cela me permet de travailler de façon moins frontale en observant comment le travail analytique, aidé par l'hypnose, peut permettre à Sylvain de réorganiser son fonctionnement psychique.

Je me rends compte que la psychanalyse, qui se présente comme une investigation globale du psychisme, peut avoir besoin, à certains moments de la cure, de recourir à l'hypnose pour gérer efficacement les émotions et les sensations désagréables en rapport avec les problèmes ou les événements abordés. Avec la pratique de l'hypnothérapie intégrative®, je découvre donc un mode d'intervention souple, précis et présentant beaucoup plus d'applications que la psychanalyse. Ainsi, j'intègre l'hypnothérapie au début, au milieu ou à la fin de la cure et je la comparerais volontiers à l'utilisation d'un laser chirurgical.

Références :

1. FREUD S., « Essais de psychanalyse » in PERRON R., *Une analyse, pourquoi pas ?* Paris : Dunod, 2005, page 5.
2. ABADIE-ROSIER S., *La construction psychologique du sujet.* Paris : Les neurones moteurs, 2009, page 27.
3. LAPLANCHE J., PONTALIS J.-B., *Vocabulaire de la psychanalyse.* Paris : PUF (4e édition), 2004, page 130.
4. LAPLANCHE J., PONTALIS J.-B., ouvrage cité, page 305.
5. RANTY Y., *Le corps en psychothérapie de relaxation.* Paris : L'Harmattan, 2001, page 8.
6. FREUD S., *Abrégé de la psychanalyse.* Paris : PUF, 1924, page 99.
7. NASIO J.-D., *L'inconscient, c'est la répétition.* Paris : Payot, 2012, page 14.

HYPNOSE ET IMO
(Intégration par les Mouvements Oculaires)

Docteur Olivier GRINDA

« La mémoire contient-elle beaucoup plus que des mots ? » (1)

Jacobs

Au-delà de ses bienfaits à long terme, la thérapie cognitive est trop lente pour soulager rapidement des patients très angoissés, ce qui a abouti à la recherche d'outils innovants puissants et efficaces. En 1993, l'étude statistique de Weiner et de Davis montrait que les professionnels de santé ne disposaient en moyenne que de cinq séances de thérapie pour régler les problèmes de leurs patients.

Danie Beaulieu (2), psychologue canadienne, a reçu du couple Andreas, les créateurs de l'approche Eye Movement Integration (EMI) - Intégration par les mouvements oculaires (IMO) -, la mission de diffuser la méthode et son protocole. L'IMO a été développée depuis 1989. Pour Steve Andreas, l'idée est d'aider les gens à se frayer leur propre chemin : « Becoming who you want to be ». Il s'agit d'une méthode efficace et rapide, s'appuyant sur la physiologie du cerveau, et destinée à traiter les traumatismes psychiques non résolus par les thérapies classiques.

Je vais illustrer cette conférence par un cas clinique que j'ai réglé en associant plusieurs approches thérapeutiques dérivées de l'hypnothérapie (renforcement du moi), de l'EMDR, de l'IMO et de la thérapie du champ mental.

Susie me téléphone pour prendre rendez-vous, car son cardiologue lui a indiqué que, peut-être, l'EMDR pourrait améliorer son état. Le jour venu, son mari la laisse dans la salle d'attente comme un chauffeur de taxi dépose sa cliente, il ne reste pas. Souffler un peu dans la journée dans sa vie de conjoint aidant, n'est-ce pas mérité ?

Susie et son époux, qui sont retraités, passent paisiblement les mois d'été à entretenir le jardin fleuri de leur maison située dans les Côtes-d'Armor ; ils se promènent sur les chemins douaniers, reçoivent les amis et la famille pour leur faire découvrir le charme de cette côte bretonne.

Comme la marée qui peut monter à la vitesse d'un cheval au galop, un soir après le dîner, après un beau coucher de soleil, Susie s'essouffle de plus en plus. Du liquide remplit brutalement ses alvéoles ; cette invasion liquidienne s'appelle un œdème aigu du poumon (OAP). Il s'agit d'une détresse respiratoire aiguë qui nécessite des soins immédiats. Elle suffoque, étouffe et est incapable d'appeler son mari à l'aide… qui, un moment après, s'inquiétant de son absence, la découvre dans la chambre, au bord du lit, en train d'étouffer. Il saisit son portable et appelle les secours. Mais, dans la maison, la communication ne passe pas, il court au fond du jardin et Susie entend la voix de son mari criant pour appeler à l'aide. Six mois après plusieurs feuilletons « médico-hospitaliers », Susie est sauvée… ou presque. Tout va bien sur le plan cardiaque, d'ailleurs le professeur de cardiologie lui assène : « Madame Susie, maintenant, c'est fini », ce qui devrait la rassurer… et pourtant, elle est hantée par la peur que l'OAP revienne et par celle de retourner en soins intensifs, en cardiologie.

Susie n'arrive pas à oublier les différents épisodes de détresse physique qui se sont succédé sans qu'elle ait pu les contrôler d'une quelconque façon… La nuit tombée, elle est envahie par l'angoisse. Elle surveille le moindre indice de son corps qui pourrait l'avertir du pire. Les nuits lui paraissent longues, très longues. Elle me raconte qu'elle est très gênée par les tremblements des mains qui l'oppressent de plus en plus fort et qui s'aggravent juste après la sieste. Avec les exercices du kinésithérapeute, ils diminuent d'intensité, mais ils reviennent après les séances.

Elle vient me voir car elle souhaite une convalescence plus sereine. Elle s'inquiète de devenir timorée pour chaque action de la journée et d'épuiser son « entourage adorable » qui est constitué par son mari et par ses enfants. Elle aspire vivement à profiter de sa retraite, à recommencer les promenades dans la nature, à jouer au golf, à cuisiner, à recevoir des amis, à reprendre le piano, le dessin… Elle désire vivre pleinement l'instant présent… Toutes ces activités sont bloquées lorsque je la rencontre pour la première fois. De plus, elle supplie son mari de ne pas retourner en Bretagne, car elle me dit : « Ma hantise, c'est de retourner dans ma maison de campagne, au bord de l'océan, là où le SAMU est venu me chercher vers 23 heures ». Quand Susie est devant moi, tout son corps tremble… Elle parle en chuchotant, fait des pauses et son nez n'arrête pas de couler. Elle me rapporte qu'elle est constamment aux aguets, s'épuise, s'assoupit sans dormir, s'étrangle en mangeant, mange peu et très lentement, marche à petits pas, a peur de « tomber dans les pommes », se fige et halète pour se protéger d'une éventuelle suffocation. Cette patiente présente les différents symptômes du syndrome de l'état de stress post-traumatique (ESPT) avec la revivification des événements traumatisants, les souvenirs intrusifs à l'état de veille, les cauchemars pendant le sommeil, la somatisation thoracique, digestive et ORL ainsi que l'évitement de toute vie sociale.

Il existe une interaction triangulaire entre les centres nerveux que sont l'amygdale, l'hippocampe et le cortex. Schématiquement, il y a deux voies pour la gestion de la peur : la thalamo-amygdalienne qui est rapide et la thalamo-cortico-amygdalienne qui est longue et qui amène à une représentation concrète du stimulus. Ces deux voies, qui agissent parallèlement, enregistrent des aspects différents et complémentaires de l'événement (le traumatisme d'intensité faible à insupportable) :

- Le cortex et l'hippocampe gardent en mémoire les informations relatives au lieu, au moment et à la manière dont le traumatisme s'est déroulé ;
- l'amygdale est impliquée dans les réactions automatiques et viscérales de la peur qui constituent le système défensif immédiat.

Si l'amygdale est activée par un événement mettant en jeu la vie du sujet, les réseaux neuronaux intégratifs de l'hippocampe et du cortex sont éteints. C'est également le cas lors d'un ESPT avec des stimuli multisensoriels isolés, catalyseurs de cet état biologique quasi réflexe. Le cortex et l'hippocampe, qui ont un rôle de recadrage et de conceptualisation, sont court-circuités en cas d'ESPT. Ainsi, l'amygdale hyperactive est alors incapable de discerner entre un stimulus faible, maîtrisable et une menace réelle et incontrôlable. L'amygdale réagit de la même façon à la brise légère qu'à la tempête ! Chez le sujet guéri, les stimuli anciens de réactivation du traumatisme sont éteints par l'activité conjointe de l'hippocampe et du cortex qui prennent le contrôle sur l'amygdale. L'ESPT correspond à une activation inappropriée du système de « coping » entraînant la dissociation, le retrait affectif (emotional numbing), la désactivation de l'aire de Broca, l'hypervigilance et l'hypoactivité de l'axe hypothalamo-hypophysaire.

À la première consultation, la patiente expose sa problématique :
• les tremblements ;
• la peur de faire un nouvel épisode d'OAP ;
• l'incapacité à oublier les quatre mois d'hospitalisation.

La patiente souhaite :
• une convalescence sereine ;
• un répit ;
• vivre normalement ;
• assumer sa vie quotidienne ;
• retourner dans sa maison de campagne.

Durant ce premier rendez-vous, par les stimulations alternées, je revivifie un souvenir agréable en Corse dans la nature associant :
- les baignades ;
- les randonnées ;
- les pique-niques ;
- les petits villages ;
- les petits coquillages nacrés qui brillent au soleil.

À la fin de la séance, après avoir choisi le mot clé « sérénité », Susie me dit : « Je respire sans penser que je respire. Je profite de l'odeur de la mer, de la tiédeur ».

Lors de la seconde consultation, j'enregistre d'abord sur son téléphone portable une séance d'hypnose avec les suggestions du texte du « lieu de la sérénité » de Corydon Hammond (3). En effet, la patiente a besoin d'un support pour faire face à son insomnie dyspnéisante car elle m'explique : « Tout s'affole. Ma respiration s'emballe comme le rythme des vagues ». Dans un deuxième temps, nous travaillons sur la peur de se mouvoir : « Chaque promenade est un gros effort physique. Ça m'agresse.

J'arrête de respirer, j'ai peur de m'écrouler ». Après deux ou trois répétitions de l'algorithme de la peur de la thérapie du champ mental, j'installe la croyance positive : « Je choisis d'y arriver ».

Lors du troisième rendez-vous, les progrès sont évalués :
- elle marche environ 400 mètres sans dyspnée ;
- elle mange avec moins de nausées ;
- elle range sa maison ;
- elle est plus active ;
- elle reprend le dessin.

La pratique de l'hypnose à l'aide de l'enregistrement lui a été utile et bénéfique. J'utilise d'abord l'hypnose, surtout pour le renforcement du moi, puis je traite les traumatismes avec l'IMO. Susie me parle de la peur de la longue nuit qui vient : « Dès le goûter, j'ai la tremblote. Je suis oppressée et je prends du Lexomil® ». Je lui explique la méthode de l'IMO :
- cette méthode active le bon chemin dans le labyrinthe du cerveau pour éliminer l'impact négatif des mois d'hospitalisation ;
- elle permet une transformation salutaire des affects négatifs à la manière de dissolutions successives d'une solution concentrée d'un poison en une dilution finale faible inoffensive ;
- les mouvements oculaires guidés (MOG) jouent le rôle de dilutions successives avec une dimension neurosensorielle multiple.

Pour commencer le traitement, nous choisissons la cible, à savoir le souvenir ayant une forte charge émotionnelle en retenant des mots gâchettes. Et ensemble, nous ciblons la scène suivante : « Je suis prise par l'œdème. Je ne peux plus respirer. Je suis au bord du lit. Je ne peux pas appeler mon mari au secours. Je suis au bord de l'inconscience ». Puis je lui propose de symboliser le souvenir traumatisant par le chiffre 3 qu'elle peut transformer en 8 qui représente le calme, la force et la maîtrise du souvenir d'origine, devenu inoffensif.

En IMO, le champ visuel peut être représenté comme un grand carré, lui-même divisé en neuf carrés, qui est la cartographie de la réactivité du sujet éveillé dont les yeux suivent, devant eux, les mouvements de la main du thérapeute. Ainsi, le mouvement de balayage avec la main dans toutes les directions de l'espace visuel du sujet permet au praticien de délimiter des zones plus réactives que d'autres et de les classer comme agréables, neutres ou désagréables, ce qui peut aider le praticien dans son travail d'intégration neuro-émotionnelle.

Cette représentation ressemble à une séance de cartographie neurochirurgicale éveillée où le patient ne teste pas le langage, la vue et la marche comme avec le neurochirurgien, mais guide selon les vingt segments oculaires chargés en informations neutres, agréables ou désagréables. La succession des mouvements oculaires guidés permet d'explorer les différentes facettes du traumatisme et d'élargir aussi à d'autres expériences similaires.

Je démarre les MOG dans les divers segments de son champ visuel. Après chaque mouvement, je fais une pause pour recueillir les informations du tissage cognitif et multisensoriel de son vécu. C'est comparable au fait de tirer le fil d'un pull-over mal monté pour le détricoter et pour en refaire un confortable et à la bonne taille. En fin de séance, la patiente est soulagée et dit : « Je ne tremble plus comme une feuille. Je respire mieux ».

Lors de la quatrième consultation, Susie raconte ses nouveaux progrès :
- elle tousse et elle tremble moins souvent ;
- elle sort plus fréquemment dans le jardin ;
- elle gère mieux l'angoisse de la fin de la journée ;
- elle arrive à somnoler sans angoisse.

Son mari est revenu dans la maison de campagne où elle désire aussi retourner, car elle y a de merveilleux souvenirs. Ce qui l'effraie encore, c'est l'image « de la housse de couette marron jaune » suggérant la peur de mourir étouffée qui s'est produite quatre fois, à huit jours d'intervalle. En indiquant à la patiente de se focaliser sur ça, je balaye avec la main l'espace devant son champ visuel pour délimiter la zone perturbée, située à gauche du carré à trois colonnes. Se concentrer sur cette zone permet de nettoyer ce qui reste de dysfonctionnel. En fin de séance, Susie remarque : « Je peux redevenir insouciante. Cela me fait du bien. Les œdèmes sont des incidents ponctuels. Je viens de prendre conscience que tout est lié : la peur, l'essoufflement, le nez qui coule, les rots et la crainte de faire des projets ».

Lors du cinquième rendez-vous, Susie relate :
- « Je suis allée chez le coiffeur » ;
- « Je me promène plus longtemps et plus loin » ;
- « J'ai diminué le Lexomil® ».

Et elle me signale : « Mon gros problème, c'est le repas. Je me force tout le temps… c'est impensable. Que j'invite quelqu'un, je rote et mon nez coule… Tout d'un coup, ça se bloque. Chaque bouffée est un effort. Et si je ne mange pas, je vais encore maigrir. Et je ne peux pas assumer le spectacle que je donne de moi ». Je continue les MOG sur ces éléments.

À la sixième consultation, Susie m'informe :
- qu'elle sort souvent ;
- qu'elle ne prend plus d'anxiolytique ;
- qu'elle mange en trente minutes au lieu de deux heures ;
- qu'elle a dîné pour la première fois avec une amie ;
- que son dernier bilan cardiovasculaire est satisfaisant ;
- qu'elle a décidé de retourner en Bretagne.

Un an après, Susie va bien. Elle a passé un bel été dans sa maison de campagne. Elle n'a plus besoin d'insuline car son diabète, qui était probablement maintenu par les hormones du stress, a diminué.

Quels sont les points de convergence entre l'hypnothérapie et l'IMO ?

Dans plusieurs civilisations, l'œil symbolise le respect de la vérité. Pour Hippocrate : « Tels sont les yeux, tel est le corps ». Au XVIIIe siècle, le docteur James Braid induisait un état hypnotique en demandant au sujet de lever les yeux comme pour voir le centre du front. Au XXe siècle, les psychiatres Herbert et David Spiegel (4) considèrent que l'hypnotisabilité est proportionnelle à la capacité de basculer l'œil vers le haut. Il arrive que le regard reste absent dans le vide avec une mydriase à l'entrée en transe. Cependant, l'induction hypnotique favorisant l'hémisphère droit, la sécrétion d'acétylcholine, le confort et le calme, les paupières se ferment à un moment ou à un autre.

C'est alors que des mouvements oculaires surviennent lors de visualisations d'images comme cela se produit pendant les rêves. Erickson se sert de la fixation de l'attention pour orienter le patient vers l'intérieur de lui-même. Il utilise alors le langage à plusieurs niveaux, active des associations qui stimulent les processus inconscients et qui permettent d'accéder à des ressources dépassant les limitations acquises. Chez Erickson, comme dans la méthode IMO, la résonance positive ou négative d'un groupe de mots va servir de repère où il y a le maximum de prise pour provoquer le changement.

Les mots sont aussi des symboles liés au contexte et il s'agit d'encourager l'ensemble des sens « à dire leur mot ». Peu importe ce que la personne peut exprimer verbalement, il y a un vécu intime qui ne pourra jamais être traduit hors « de la frontière de la peau ».

En IMO, les MOG démarrent à partir d'une phrase gâchette initiale. Comme les métaphores utiles d'Erickson, ils vont susciter un voyage souterrain à travers les sens cachés… une spéléologie thérapeutique pleine de surprises à la remontée vers la lumière... quelques kilomètres plus loin.

Hypnose, thérapie de l'impact et IMO

Outre l'IMO, Danie Beaulieu enseigne la thérapie de l'impact (5) qui est complémentaire à l'IMO. Ce qui m'a séduit dans la méthode de Danie Beaulieu, c'est qu'elle tient compte de l'apprentissage multisensoriel. Les processus mentaux ont une base neurologique et le langage est un messager imparfait de cette représentation intérieure comme le résume la célèbre phrase de Korzybski : « La carte n'est pas le territoire ».

Danie met en évidence le paradoxe que le canal auditif est la modalité la moins fiable et la moins importante sur le plan neurophysiologique. Il existe d'autres systèmes pour communiquer avec nos patients. Il s'agit de parler aux yeux, au corps et à l'ensemble des sens du corps humain qui ont été insuffisamment mis à profit en thérapie. D'après elle, il est regrettable que seuls les experts en marketing utilisent ces connaissances pour vendre des boissons, des smartphones ou des assurances. En trente secondes de publicité répétées plusieurs fois, ils arrivent à modifier rapidement le comportement des consommateurs. Ainsi, la spécificité de l'approche de Danie Beaulieu est d'impliquer tous les sens et tous les langages dans le processus d'aide. Sachant que 60 % de l'information, qui entre dans le cerveau, provient des yeux, combien d'entre nous, dit-elle, ont-ils appris à parler aux yeux de leurs patients ? En 2001, le fait qu'une publicité est plus efficace à la télévision qu'à la radio a été démontré par Calvert qui souligne que, plus une mise en scène multimodale (VAK) est utilisée, plus de neurones sont activés. Danie souligne qu'il existe une relation directement proportionnelle entre notre investissement et les résultats obtenus. En impliquant davantage de neurones, l'action est amplifiée.

Pour expliquer la thérapie de l'impact, Danie propose l'exemple suivant d'un jeune garçon qui a tout pour réussir à l'école, mais qui ne s'y investit pas du tout ! Elle présente un pichet rempli d'eau symbolisant l'énergie de l'enfant et des gobelets en plastique, chacun d'eux représentant les centres d'intérêts de l'enfant. Danie l'intéresse visuellement en créant la surprise par cette mise en scène, l'implique physiquement en lui tendant un verre d'eau, lui explique que ce verre rempli symbolise toute son énergie qu'il doit répartir selon ses activités (Nintendo, les copains, la télévision, la planche à roulettes, le chat sur Internet…). L'enfant verse autant d'eau que de temps consacré à ses activités. Comme l'école correspond au dernier gobelet, il ne reste plus beaucoup de liquide pour cette occupation. Que resterait-il de cette démonstration en passant seulement par le canal auditif ? De plus, la création de cette mise en scène métaphorique ne permet-elle pas à l'élève de trouver par lui-même des solutions en remettant de l'eau pour mieux réussir à l'école ?

Comme Jacques Roques, je considère que toutes les techniques de psychothérapie provoquent une transe et utilisent la suggestion. L'IMO et l'hypnose présentent des possibilités thérapeutiques communes : suggestions, abréactions salutaires, recadrages, régression en âge, nouveaux apprentissages, relation réparatrice… Pour moi, l'IMO constitue ainsi une forme d'hypnothérapie à part entière.

Références :

1. JACOBS E., *Impact Therapy*. Florida: Psychological Assessment Ressources, 1994, page 256.
2. BEAULIEU D., *L'intégration par les mouvements oculaires : manuel pratique de la thérapie IMO.* Gap : Le Souffle d'Or, 2005.
3. HAMMOND D.C., « Le lieu de la sérénité » in HAMMOND D.C. (éditeur), *Métaphores et suggestions hypnotiques*. Bruxelles : Satas, 2004, pages 126-127.
4. SPIEGEL H., SPIEGEL D., *Trance and Treatment*. Second edition. Washington D.C.: American Psychiatric Publishing, Inc., 2004 (First edition : 1978).
5. BEAULIEU D., *Thérapie d'impact. Fondements théoriques et applications cliniques d'une approche psychothérapeutique intégrative et polyvalente.* Lac-Beauport : Impacts éditions, 2006.

HYPNOSE ET ANALYSE TRANSACTIONNELLE

Ghislaine SOUCHON-CERVINI

Dans cette conférence, je vais aborder les analogies et les différences entre deux méthodes de psychothérapie que j'utilise dans ma pratique : l'Analyse Transactionnelle et l'hypnothérapie intégrative®. Après avoir présenté leurs caractéristiques, je vous montrerai, à travers le cas clinique de Marianne, comment j'ai associé ces deux approches et ce que cela a apporté à ma patiente et à ma pratique.

Origines des deux méthodes

L'Analyse Transactionnelle est une approche humaniste, relationnelle et sociale de psychothérapie et un modèle en psychologie. Le docteur Éric Berne, psychiatre et psychanalyste américain, en est le créateur et a fondé le premier Institut International d'Analyse Transactionnelle à San Francisco, en 1964. Il a développé sa théorie entre 1956 et 1970. L'hypnothérapie intégrative® (1) est une méthode de psychothérapie humaniste et relationnelle, élaborée par Djayabala Varma, docteur en psychologie clinique, docteur ès lettres et fondateur de l'Institut Sakti d'Hypnose Clinique, en 1988.

Analogies et différences entre les deux approches

Les deux approches ont les mêmes valeurs philosophiques de base de l'être humain dans toutes ses dimensions biologique, psychologique et socioculturelle : la liberté, le respect, la responsabilité, l'égalité, la justice… et se pratiquent face à face ou côte à côte.

La première étape du processus thérapeutique est l'alliance thérapeutique et le renforcement du Moi. En hypnothérapie intégrative®, elle s'effectue par l'enseignement de l'autohypnose et de techniques de la psychologie de l'énergie ainsi que par l'enregistrement de séances d'hypnose avec des suggestions appropriées. En Analyse Transactionnelle, après l'établissement de l'alliance thérapeutique, le renforcement du Moi se fait à travers des signes de reconnaissance positifs.

En hypnothérapie intégrative®, les deuxième, troisième et quatrième étapes suivent une progression linéaire. Après le traitement des traumatismes du patient, la thérapie porte sur ses distorsions cognitives et sur ses croyances erronées regroupées sous forme de schémas définis par Young et par Klosko (2). En Analyse Transactionnelle, ces trois dernières phases peuvent être abordées comme un ensemble, en fonction de ce qui émerge dans la relation avec le patient.

Éric Berne a développé l'Analyse Transactionnelle en posant comme principe de base que l'être humain est un tout composé de trois États du Moi : l'État du Moi-Parent, l'État du Moi-Adulte et l'État du Moi-Enfant. Le terme d'État du Moi a été utilisé pour la première fois par un proche de Sigmund Freud, le psychanalyste Paul Federn qui a émigré aux États-Unis et avec qui Éric Berne a suivi une psychanalyse. En hypnothérapie intégrative®, je travaille avec les états du moi tels qu'ils apparaissent en thérapie avec leur histoire, leurs émotions et leurs croyances. Et ils ne peuvent pas être classés en tant que Parent, Adulte et Enfant.

En Analyse Transactionnelle, nous élaborons et rédigeons un contrat thérapeutique signé par le patient, ce qui n'est pas le cas en hypnothérapie intégrative® où le contrat est implicite.

En Analyse Transactionnelle, le travail thérapeutique se déroule à l'état de veille usuelle, alors qu'en hypnothérapie intégrative®, il s'effectue surtout avec le patient en état hypnotique, sauf pour la troisième étape qui concerne l'identification et la correction des distorsions cognitives.

En Analyse Transactionnelle, pour traiter les traumatismes du passé ou du présent, nous utilisons d'autres techniques de psychothérapie comme l'EMDR, la Gestalt, la thérapie psychocorporelle… En hypnothérapie intégrative®, nous nous servons de techniques hypnotiques, y compris les stimulations alternatives hypnotiques®, et de techniques de la psychologie de l'énergie comme la thérapie du champ mental.

Présentation de Marianne à travers les concepts de l'Analyse Transactionnelle

Marianne a quarante-trois ans lorsqu'elle vient me consulter pour un état dépressif. Elle est de taille moyenne (environ 1,65 m), cheveux châtains, yeux de couleur marron. C'est une jolie femme souriante qui semble timide lorsque je la rencontre la première fois.

Marianne est la deuxième d'une famille de trois enfants, son frère aîné est mort à l'âge de trois mois et demi d'une maladie infectieuse. Son second frère a quarante ans, il est marié et a deux enfants.

Première séance

Au début de l'année 2012, Marianne vient à sa première séance. C'est une psychothérapeute, qu'elle connaît bien (leurs filles ont eu la même nourrice), qui lui a donné mes coordonnées. Cette donnée est importante, car c'est un des éléments qui favorisera le lien thérapeutique. Depuis septembre 2011, elle prend les médicaments recommandés par un psychiatre pour sa dépression.

Elle arrive maquillée et bien soignée. Elle a les épaules un peu voûtées. Elle est petite, ronde, a une voix douce et plaintive, se met parfois en colère et hausse le ton. Elle me parle d'emblée de sa dépression et des signes qui l'accompagnent : angoisses, difficultés à dormir, fatigue, manque d'envie, tristesse et boule à l'estomac qui l'empêche de manger. Elle a déjà eu d'autres périodes dépressives qui ont débuté en 2003 lors de problèmes rencontrés avec son fils et avec sa mère. Depuis qu'elle suit son traitement médicamenteux, les signes de dépression ont diminué en intensité, mais sont toujours présents. Elle voit son psychiatre une fois par mois. Elle me dit que cela n'est pas suffisant. Et puis elle sent que le courant ne passe pas avec lui. Et à deux reprises, il n'était pas à son rendez-vous et ne l'a pas prévenue. (Marianne se sent peut-être abandonnée ou rejetée par lui, mais elle n'en parle pas). Elle n'est pas contente, mais exprime peu sa colère. Tout au long de l'entretien, je remarque qu'elle manifeste peu ses sentiments, comme pour les tenir à distance. Elle qualifie son enfance de « difficile » entre un père alcoolique et une mère dépressive qui a fait plusieurs séjours en hôpital psychiatrique pour un trouble bipolaire. De violentes disputes éclataient entre ses parents.

Lors de la première séance, Marianne me révèle que son mari boit et qu'en 1996 elle a eu une relation extra-conjugale qui a duré neuf mois. Elle ne lui en a jamais parlé. Mais, elle pense qu'il s'en doute car, à certains moments, il fait des allusions et elle se culpabilise. En 1996, elle a quitté le foyer familial pendant une semaine, mais elle est revenue pour ses deux enfants, sa fille et son fils. Elle ne voulait pas leur imposer ce que sa mère lui avait fait vivre durant toute son enfance. En 2011, elle est partie à nouveau une semaine, son mari ayant été violent avec elle. Elle parle également de ses peurs, notamment de celles de se retrouver seule avec son mari et de devenir folle. Je repère alors certaines similitudes entre son enfance et sa vie actuelle ; sa mère était dépressive et elle l'est, son père était alcoolique comme son mari. Au cours de l'entretien elle répète plusieurs fois : « Est-ce que c'est normal ce qui m'arrive ? » Je vois alors là une forme d'accroche symbiotique et j'entends : « Dites-moi que je suis normale et que je ne suis pas folle comme ma mère ». Quand je lui demande ce qui la motive à commencer une psychothérapie, elle me dit en soufflant : « Je ne sais pas trop ce que je veux. J'ai peur de me retrouver seule avec mon mari. Je me demande si tout cela est normal, car, autour de moi, il y a des gens qui ne comprennent pas pourquoi je déprime. Je me sens fragile. Je n'arrive pas à décider de ce que je veux pour moi ». À la fin de la consultation, j'ai l'impression que le contact est passé. Marianne a parlé facilement ; elle a besoin d'être comprise, d'être reconnue et acceptée avec sa fragilité.

Le diagnostic pour Marianne en Analyse Transactionnelle

Les concepts de base de l'Analyse Transactionnelle sont :
- les besoins de base ;
- les États du Moi ;
- les transactions ;
- les jeux psychologiques ;
- le scénario de vie ;
- le contrat thérapeutique.

Les besoins de base

Éric Berne a également appelé les besoins, des soifs : soif de stimulation, soif de reconnaissance et soif de structure. Enfant, la patiente a été très peu stimulée par sa mère qui était très dépressive. Et il est probable que les liens n'aient pas pu se construire complètement, d'où le sentiment de vide ressenti par Marianne et son besoin de reconnaissance qui est très important. Les signes de reconnaissance, qui sont appelés strokes ou caresses, représentent des signes positifs ou négatifs, conditionnels ou inconditionnels qui permettent à la personne de sentir qu'elle existe et qu'elle est reconnue à travers les relations sociales. En fonction du type et de la quantité de signes de reconnaissance reçus dans son enfance, elle va répéter les mêmes modèles de relations interpersonnelles.

Ainsi, Marianne a du mal à accepter des strokes positifs et à s'affirmer en refusant les strokes négatifs. Elle se dévalorise. Elle accepte surtout les signes de reconnaissance négatifs. Concernant les signes de reconnaissance, Éric Berne a établi un modèle comportant quatre positions de vie :

- OK+/OK+ : je me valorise et je valorise l'autre ;
- OK-/OK+ : je me dévalorise et l'autre est mieux que moi qui est la position de base de Marianne ;
- OK+/OK- : je suis mieux que l'autre ;
- OK-/OK- : c'est la position dépressive qui est celle de Marianne au début de la thérapie et qui correspond aux schémas décrits par Young et par Klosko (3), comme nous le verrons plus loin.

Les États du Moi

Éric Berne définit l'État du Moi de la manière suivante : « Un État du Moi désigne les différents états d'esprit et les habitudes, réflexes de comportement qui y correspondent, tels qu'ils se présentent à l'observation directe » (4).

Pour établir sa théorie, il se fonde sur trois observations empiriques : « Toute personne adulte a été autrefois un enfant. Tout être humain, dont les organes cérébraux fonctionnent correctement, est doué d'une épreuve de la réalité convenable. Tout individu, qui parvient à l'âge adulte, a eu, soit de véritables parents, soit des personnes qui en tenaient lieu » (5). Il a ainsi identifié trois États du Moi : Parent, Adulte et Enfant qu'il a représentés par le schéma ci-après :

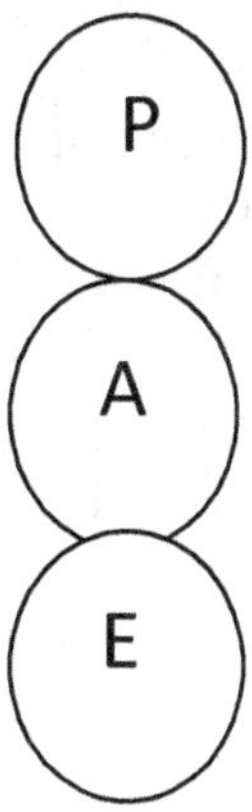

- l'État du Moi-Parent conserve l'ensemble des pensées, des sentiments et des comportements que nous avons intégrés à partir des modèles parentaux ;
- l'État du Moi-Adulte se développe dans l'interaction avec notre environnement. Il nous permet d'être en contact avec la réalité et de fonctionner de façon adéquate dans l'« ici et maintenant » ;
- l'État du Moi-Enfant garde en lui les pensées, les sentiments et les comportements qu'il a connus pendant l'enfance.

Éric Berne a défini deux modèles d'États du Moi : le modèle structural et le modèle fonctionnel.

Le modèle fonctionnel permet de décrire comment la personne manifeste ses États du Moi. Éric Berne a utilisé les termes de Parent Normatif positif et/ou négatif, de Parent Nourricier positif et/ou négatif, d'Adulte, d'Enfant Libre, d'Enfant Adapté soumis et/ou rebelle.

Dans le comportement de Marianne, je repère des contaminations de l'Adulte par l'État du Moi-Parent Nourricier négatif et par l'État du Moi-Enfant Adapté soumis.

Les transactions

En Analyse Transactionnelle, la transaction est un échange entre deux personnes qui consiste en un stimulus et en une réponse entre deux États du Moi spécifiques. Nous repérons les types de transaction de la personne afin de comprendre son mode de fonctionnement relationnel et d'identifier les problèmes qui la font souffrir dans sa relation avec les autres et avec le monde.

Il existe trois types différents de transactions :
- la transaction simple et complémentaire : elle a lieu entre deux États du Moi de même type, par exemple entre deux États du Moi-Adulte ;
- la transaction simple et croisée : l'État du Moi visé n'est pas celui qui répond ; ainsi, quand un État du Moi-Adulte est visé, c'est un État du Moi-Parent qui répond ;
- la transaction cachée ou à double fond : l'émetteur envoie deux messages : un message verbal explicite et un message non verbal implicite.

Au début du travail thérapeutique, j'observe que Marianne fait souvent des transactions croisées ou à double fond, à travers lesquelles j'identifie une demande symbiotique de type Enfant Adapté soumis faisant appel à un Parent Sauveteur.

Les jeux psychologiques

Les jeux psychologiques sont des répétitions des premières solutions que l'enfant a trouvées pour capter l'attention de sa mère et de son entourage afin de se sentir reconnu. Ces jeux se manifestent à l'intérieur d'un modèle de transactions connu sous le nom de « triangle dramatique de Karpman ». Stefen Karpman, Analyste Transactionnel, a utilisé les termes de persécuteur, de victime et de sauveteur pour identifier la position de chaque personne dans les jeux psychologiques. Les gens ont souvent tendance à jouer un ou deux de ces rôles, dans la vie quotidienne. Indépendamment du rôle choisi initialement, une personne se retrouve souvent en position de victime à la fin du jeu parce que les rôles changent. L'important est d'éviter de jouer l'un de ces trois rôles. Marianne a une position qui varie entre le sauveteur et la victime.

Le scénario de vie

Selon Éric Berne, le scénario de vie se construit très tôt dans l'enfance. Pour lui, « chacun décide dans sa petite enfance comment il vivra et comment il mourra et ce projet qu'il transporte dans sa tête, où qu'il aille, est appelé son scénario » (6). Chaque personne est responsable de son scénario et des décisions « scénariques » qu'elle a prises dans l'enfance, à partir d'une programmation parentale. Il a identifié différents types de scénarios : « toujours », « avant », « après », « jamais », « sans cesse » et « sans fin/sans conclusion ». Marianne a un type de scénario « sans cesse ».

Le contrat thérapeutique

Le contrat thérapeutique permet au patient d'exprimer clairement les objectifs de la thérapie et les moyens à mettre en œuvre pour y parvenir. Il peut être modifié en cours de thérapie, si c'est nécessaire. Au début du traitement, celui de Marianne est : « Je repère mes besoins et j'apprends à me protéger et à m'affirmer ».

Le processus thérapeutique

Durant la première année, le processus thérapeutique porte sur la création de l'alliance thérapeutique et sur un travail de décontamination de l'État du Moi-Adulte. J'encourage Marianne, je la valorise et établis avec elle une position de vie OK+/OK+. Elle peut identifier et prendre conscience de ses contaminations, de ses États du Moi « sauveteur » et « Enfant Adapté soumis - victime » et nous abordons le travail de décontamination. Elle affirme ses besoins auprès de son mari et de ses enfants et elle commence à dire : « Non » à sa famille et à ses collègues de travail.

En janvier 2013, après avoir suivi huit jours de formation en hypnothérapie intégrative®, je lui propose des séances d'hypnose qu'elle accepte. Je mesure son niveau d'hypnotisabilité qui est très bon. Je commence à lui enseigner l'autohypnose que, très vite, elle pratique régulièrement, ce qui contribue à faire baisser son niveau d'anxiété. Je lui apprends également l'EFT et la thérapie du champ mental qui sont des techniques de la psychologie de l'énergie et qui l'aident à gérer efficacement les émotions désagréables dans sa vie quotidienne.

Je lui donne le questionnaire des schémas répétitifs de Young et de Klosko. Il apparaît clairement que Marianne a un score élevé pour les schémas suivants : « sentiment d'abandon », « méfiance et abus », « carence affective », « dépendance », « vulnérabilité » et « assujettissement ».

Constatant que l'hypnose est une bonne approche pour se connecter à elle-même, elle qui ressent un vide intérieur, au début, j'alterne les séances d'hypnose avec celles de l'Analyse Transactionnelle. Très rapidement, je m'aperçois que le travail thérapeutique avance plus vite après les séances d'hypnose. Elle se sent plus confiante et arrive à modifier plus rapidement son comportement, notamment pour exprimer ses besoins de reconnaissance et d'amour ainsi que pour montrer également ses limites aux autres.

Pour traiter son « sentiment d'abandon », je fais trois séances d'hypnose avec les suggestions de Murray-Jobsis « Renourrir » (7) que j'enregistre en divisant le texte en trois parties.

Marianne a des difficultés à exprimer ses émotions et, en particulier, la colère qui bloque son énergie. Pour travailler sur cette émotion, j'induis chez elle un état hypnotique profond. Je l'invite à se connecter à sa colère et à prendre conscience de toutes les sensations et des images associées à cette émotion. Un état du moi lié à cette dernière apparaît. Il s'appelle « Colère », mais il est incapable d'exprimer cette émotion parce qu'un autre état du moi, qui se nomme « Partie sociale », l'empêche de manifester les émotions « pour ne pas faire de vague ». « Colère » précise : « Parfois, la « Partie sociale » m'oblige à m'exprimer après m'avoir réprimée et je parle de travers. La colère n'est pas celle que j'aurais aimé montrer ou je la remballe. À un autre moment, je sens à nouveau le besoin de m'exprimer. J'ai bien envie de casser quelque chose, de crier, ce qui peut être perçu comme une action négative et violente ». J'explique à « Colère » : « Casser quelque chose et hurler de colère sont des comportements socialement inacceptables. Mais, quand tu manifestes la colère en commençant par : « Je », en disant : « Je suis en colère », « Je ne supporte pas ça », « Je ne veux pas ça », « J'aimerais », « Je voudrais », tu exprimes cette émotion d'une manière socialement acceptable. Dans ces conditions, je vais voir si la « Partie sociale » t'autorise à exprimer la colère. Pour le moment, tu peux reprendre ta place à l'intérieur de Marianne, je reviens vers toi très vite. »

Et puis je m'adresse à la patiente en disant : « Marianne, j'aimerais entrer en contact avec la « Partie sociale ». Dès qu'elle est prête à communiquer avec moi verbalement, elle va se manifester en faisant lever l'index droit. (Quand le doigt se lève.) Merci « Partie sociale » d'être avec nous maintenant. Est-ce que tu as suivi tout le travail que j'ai effectué avec « Colère » aujourd'hui ? (Elle dit : « Oui ».) Est-ce que tu es d'accord sur ce que j'ai dit à « Colère » sur les manières socialement acceptables d'exprimer ses émotions et ses besoins ? (Elle répond : « Oui ».) Dans ces conditions, je te propose d'aller voir « Colère » et de lui donner l'autorisation d'exprimer spontanément la colère de manière socialement acceptable. De plus, j'aimerais que tu lui dises que tu veux être amie avec elle, que tu restes à ta place et que tu laisses à « Colère » la place qui lui revient. Est-ce que tu es d'accord ? (Elle approuve.) Dans ce cas, fais-le maintenant. Quand tu as fini de dire tout cela à « Colère », tu me l'indiques en levant l'index droit ». Quand le doigt se lève, je m'assure que « Partie sociale » veut continuer à permettre à « Colère » de s'exprimer directement, spontanément et d'une manière socialement acceptable. Cet arrangement convient à « Colère ». À ce stade, Marianne m'informe : « Je suis en colère contre ma mère et mon mari qui m'ont fait du mal et qui continuent à m'en faire ». Je poursuis : « Imagine qu'ils sont en face de toi. Qu'est-ce que tu veux leur dire ? Dis-le maintenant à haute voix ». Elle continue : « Maman, tu me fais du mal. Pascal tu me fais du mal. Je ne veux plus que vous me fassiez du mal. (Je propose à Marianne de le répéter plusieurs fois en haussant le ton.) Je ressens une tension très forte dans les mains et dans la partie supérieure de la tête. Je vois du noir, puis du blanc ». Pour atténuer l'intensité de la douleur, je fais des stimulations alternatives auditives. Quand la colère a diminué, je dis : « Je te félicite d'avoir osé montrer ta colère. À l'avenir, tu seras capable d'exprimer spontanément tes émotions et tes besoins d'une manière socialement acceptable ». Pour clore la séance, j'invite Marianne à décider dans sa partie Adulte ce qu'elle veut pour elle, à présent. Elle déclare : « Je décide qu'ils ne me fassent plus de mal. Je décide de me protéger et de m'affirmer. » Je réponds : « Pense à cela » et je renforce cette décision par des stimulations alternatives auditives. Et elle termine par ces mots : « Je ressens un état de bien-être. Je me sens sereine et apaisée ».

Après cette séance, Marianne commence à exprimer sa colère à son entourage et à mettre des limites protectrices. Je continue avec la deuxième étape, le traitement des traumatismes.

Il y a six mois, Marianne a quitté son mari. Aujourd'hui, elle voit beaucoup moins sa mère qui vit en Normandie. Elle s'affirme davantage et a plus confiance en elle. Elle continue son travail thérapeutique. Elle ne présente plus de signe de dépression. Tous ces changements ont été accomplis grâce à la thérapie des états du moi en hypnose, au traitement des traumatismes par les stimulations alternatives hypnotiques® et par les techniques de la psychologie de l'énergie.

Conclusion

À présent, dans ma pratique professionnelle, je me sers essentiellement de l'hypnothérapie intégrative®. Le traitement des traumatismes ainsi que la restructuration cognitive s'effectuent plus facilement et plus rapidement en hypnothérapie intégrative® qu'en Analyse Transactionnelle. Je constate que le modèle de thérapie des états du moi en hypnothérapie est plus satisfaisant que celui de l'Analyse Transactionnelle parce que c'est une approche individualisée et adaptée à chaque partie de la personne.

Je continue à utiliser l'Analyse Transactionnelle pour le renforcement du moi par les signes de reconnaissance. J'explique les jeux psychologiques aux patients à partir du modèle du triangle dramatique de Karpman et je montre d'autres grilles d'analyse développées par des Analystes Transactionnels. Mais, j'ai réalisé que le modèle de l'hypnothérapie intégrative® se révèle plus puissant pour aider mes patients.

Références :

1. VARMA D., *Hypnothérapie, une approche intégrative*. Paris : L'Harmattan, 2016.
2. YOUNG J., KLOSKO J., *Reinventing Your Life*. New York: Dutton, 1993. Tr. fr. *Je réinvente ma vie*. Montréal : Editions de l'Homme, 1995.
3. YOUNG J., KLOSKO J., ouvrage cité.
4. BERNE É., *What Do You Say After You Say Hello ? The Psychology of Human Destiny*. New York: Grove Press, 1972. Tr. fr. *Que dites-vous après avoir dit bonjour ?* Paris : Tchou, 1988, page 19.
5. BERNE, É, *Games People Play. The Psychology of Human Relationships*. New York: Grove Press, 1964. Tr. fr. *Des jeux et des hommes*. Paris : Stock, 1975, page 26-27.
6. BERNE, É, ouvrage cité, page 35.
7. MURRAY-JOBSIS J., « Reparentage : former un sens positif de l'identité et des liens affectifs » in HAMMOND D.C (éd), *Handbook of Hypnotic Suggestions and Metaphors*. New-York/London: W.W. Norton & Company Inc, 1990. Tr. fr. *Métaphores et suggestions hypnotiques*. Bruxelles : Satas, 2004, pages 315-317.

HYPNOSE ET PSYCHOLOGIE DE L'ÉNERGIE

Djayabala VARMA

Pour introduire mon exposé sur l'hypnose et la psychologie de l'énergie, je vais d'abord vous parler de quelques expériences effectuées sur l'eau par Masaru Emoto (1). Après avoir congelé de l'eau et étudié des cristaux de glace au microscope, ce chercheur japonais a découvert des phénomènes intéressants. Sur chaque bouteille contenant l'eau à étudier, il a collé une étiquette avec un mot différent. Les mots « Amour », « Merci » et « Gratitude », en japonais et dans différentes langues, ont donné des cristaux magnifiques et complets, alors que les expressions : « Tu me dégoûtes ! Je te tuerai » et « Espèce d'idiot » (en japonais) ont produit des images laides et désagréables à voir.

Ces images illustrent l'impact des pensées et des paroles sur le monde physique. Maintenant, pensez-y : le corps humain est composé à 70 % d'eau pour un adulte, à 80 % pour un bébé et à 60 % pour les personnes de plus de soixante ans. Vous pouvez imaginer les effets de vos pensées, de vos paroles et de vos émotions sur chaque cellule de votre corps. Il existe donc une corrélation entre les pensées, les émotions, les sensations et le système d'énergie du corps. Ainsi, un fonctionnement psychologique approprié et une bonne santé physique signifient que le système d'énergie est en harmonie. Inversement, les dérangements psychologiques et les problèmes de santé reflètent un déséquilibre de ce système ou une circulation d'énergie entravée dans le corps. De ce fait, en agissant sur le système d'énergie, il est possible de traiter efficacement des problèmes psychologiques et physiques.

Or, une perturbation énergétique précède la maladie dans le corps physique. Le système d'énergie peut nous informer sur un problème de santé à venir, à un niveau préclinique. Par exemple, pour une personne en bonne santé avec un bilan sanguin normal, le test d'énergie peut révéler une faiblesse au niveau du méridien du pancréas. Et cette anomalie apparaît également dans l'aura. Cette personne peut ainsi éviter de devenir diabétique en corrigeant les problèmes d'énergie, en stimulant le méridien du pancréas ainsi que celui de la rate et en adoptant une alimentation et un style de vie appropriés. Ainsi, la médecine énergétique peut non seulement traiter les problèmes de santé, mais elle peut être utilisée également à titre préventif.

Comme le souligne Albert Szent-Györgyi, prix Nobel de Médecine, « dans chaque culture et dans chaque tradition médicale avant la nôtre, la guérison était accomplie en faisant circuler l'énergie » (2). Selon les cultures, cette énergie est désignée par différents noms: chi en Chine, ki au Japon, prânâ en Inde et au Tibet. Hippocrate l'a désignée par l'expression « vis medicatrix natural ». Dans le corps, cette énergie est comparable à un courant électrique. L'électroencéphalogramme mesure l'activité électrique du cerveau et l'électrocardiogramme, celle du cœur.

Il y a cinq mille ans, en Chine, les soldats combattaient avec des flèches et des lances. Blessés à certains endroits du corps, ils remarquèrent une amélioration du fonctionnement des organes situés loin de là où se trouvait la blessure. Ainsi, un soldat blessé à l'épaule constata que son problème respiratoire chronique avait disparu miraculeusement. De telles observations aboutirent à la découverte de circuits d'énergie appelés les méridiens.

Nombreux sont ceux qui doutent de l'existence de ces systèmes d'énergie dans le corps. En 1985, le docteur Pierre de Vernejoul (3), directeur du Centre de Médecine Nucléaire à l'hôpital Necker à Paris, a prouvé scientifiquement l'existence des méridiens dans le corps humain par l'expérience suivante. Sur un point d'un méridien d'un sujet, il a injecté du technétium, un produit fluorescent, qui s'est propagé tout le long de cette ligne. Puis par une autre injection à un point utilisé en acupuncture, il a constaté que la diffusion du produit s'effectuait plus rapidement. Par contre, lorsque l'expérience a été réalisée à un point situé hors des méridiens, le technétium a stagné à cet endroit.

Par ailleurs, il existe d'autres systèmes d'énergie dans le corps humain. Dans l'Inde antique, le système des chakras a été utilisé pour résoudre des problèmes de santé avant la découverte des méridiens. En plus des sept chakras principaux, il en existe d'autres comme ceux qui sont situés dans la paume des mains.

Depuis une trentaine d'années, aux USA, une nouvelle branche de la psychothérapie fondée sur les systèmes d'énergie se développe et s'appelle la psychologie de l'énergie.

Donna Eden, auteur de deux livres sur la médecine énergétique (4), (5), a identifié six autres systèmes d'énergie dans le corps humain :
- l'aura ou biochamp ;
- le tissage celtique ;
- la grille basique ;
- les cinq rythmes ;

- les courants étranges ;
- le triple réchauffeur qui fait partie du système des méridiens.

Les praticiens de la psychologie de l'énergie se servent surtout des méridiens et des chakras. Parmi la trentaine de techniques d'énergie pratiquées actuellement, seize sont reconnues comme étant les plus représentatives de la psychologie de l'énergie, les plus connues en France étant l'EFT (Emotional Freedom Techniques - Technique de Liberté Emotionnelle), la TFT (Thought Field Therapy - Thérapie du champ mental), la technique d'acupression Tapas (TAT - Tapas Acupressure Technique) et le Be Set Free Fast (BSFF - Soyez libéré rapidement).

Pour la plupart de ces techniques, le traitement consiste à stimuler l'énergie par des tapotements, par le toucher ou par l'intention. Il est utilisé pour effectuer un équilibrage énergétique ainsi qu'une psychothérapie aboutissant rapidement à des changements durables au niveau des émotions, des sensations physiques, des croyances, des pensées et des comportements.

Une étude effectuée sur le traitement du surpoids par la technique d'acupression Tapas a révélé que les participants ont perdu du poids et que ce résultat s'est maintenu pendant un an. L'efficacité de la psychologie de l'énergie a été également démontrée dans le traitement de l'anxiété généralisée, des phobies, de la dépression, des envies compulsives, du syndrome de stress post-traumatique, des problèmes psychosomatiques comme l'asthme, le psoriasis ainsi que des douleurs diverses, y compris la fibromyalgie et la migraine.

J'ai traité une patiente pour la migraine. L'hypno-analyse avec les mouvements des doigts a signalé que ses crises étaient dues uniquement au stress associé à sa vie professionnelle. Ensemble, nous avons établi un plan d'action pour modifier son style de vie en vue de mieux gérer son stress. De plus, je lui ai enseigné le protocole de la thérapie du champ mental pour le stress et pour la douleur. Dès qu'elle sentait venir la crise, elle arrivait à l'éviter en pratiquant cette technique.

Vous pouvez vous demander : « Si la psychologie de l'énergie permet de résoudre tant de problèmes, pourquoi recourir à l'hypnothérapie ou à d'autres formes de psychothérapie ? » Je connais des collègues qui ne pratiquent que les techniques de la psychologie de l'énergie et qui obtiennent de très bons résultats. Cependant, je constate qu'en intégrant la psychologie de l'énergie à l'hypnothérapie, nous pouvons élargir les limites de ces approches.

Dans ma pratique de l'hypnothérapie intégrative® (6), protocole thérapeutique que j'ai conçu, que j'enseigne et qui comporte les quatre étapes suivantes :

1. le renforcement du moi ;
2. le traitement des traumatismes ;
3. l'identification et la correction des distorsions cognitives ;
4. le traitement des schémas,

j'intègre les techniques de la psychologie de l'énergie au cours des première, seconde et quatrième phases. La troisième étape consiste en un travail de réflexion consciente provenant de la thérapie cognitive où les techniques de la psychologie de l'énergie ne sont pas utilisées.

Pour le renforcement du moi, en plus des techniques hypnotiques comme l'autohypnose, la visualisation du lieu sûr ou d'une expérience agréable, j'enseigne la thérapie du champ mental (7) et l'EFT (8), ce qui permet au patient d'éliminer toute émotion désagréable associée à des événements vécus entre les séances de thérapie. Grâce à ces techniques que le patient apprend facilement, il acquiert la capacité de gérer efficacement toute émotion désagréable au quotidien. Cette aptitude se révèle très utile pour lui pour différentes raisons :

- il développe un sentiment de maîtrise sur lui-même ;
- en conséquence, il sent augmenter sa confiance en lui ;
- il devient capable de maintenir une stabilité émotionnelle, indépendamment des événements vécus entre les séances.

L'autohypnose contribue surtout à réduire l'anxiété, alors que les techniques de la psychologie de l'énergie permettent de se libérer de toute émotion qui dérange (tristesse, colère, culpabilité, honte...). De plus, elles aident le patient à gérer efficacement l'insomnie, la douleur et toute envie compulsive de fumer, de se suralimenter ou de boire de l'alcool.

Dans les cas de dépression, le patient est souvent en sous-énergie et a tendance à ruminer constamment les expériences désagréables du passé, ce qui aggrave la dépression et entretient un problème d'énergie appelé l'homolatéralité. En état normal, l'énergie du cerveau droit traverse la ligne médiane et passe dans le côté gauche du corps et inversement. En cas d'homolatéralité, l'énergie du cerveau droit reste du côté droit, ce qui crée un déséquilibre énergétique qui peut entretenir les ruminations et aggraver la dépression. En pratiquant la correction de l'homolatéralité et de la sous-énergie tous les jours, à la fréquence déterminée par le test d'énergie, le patient déprimé se sentira plus équilibré énergétiquement et émotionnellement et aura donc moins tendance à ruminer.

Le patient anxieux est souvent en surénergie, ce qui peut le rendre nerveux ou irritable. La correction de ce problème d'énergie lui permet de rester plus calme, de mieux dormir et de s'endormir aussi plus rapidement.

Dès le début de la thérapie, entre les deuxième et quatrième séances, il est important de repérer et de corriger les problèmes d'énergie qui, dans la thérapie, peuvent se manifester sous forme de résistances et qui sont susceptibles d'en entraver le bon déroulement.

Dans la deuxième phase de mon protocole, qui est le traitement des traumatismes, il importe d'accéder d'abord à l'image de l'événement, puis de diminuer l'affect et d'effectuer une restructuration cognitive. Chez plus de 30 % des personnes victimes de traumatismes et qui entament une psychothérapie, la souffrance émotionnelle et les croyances erronées associées aux événements désagréables restent bloquées dans des parties du moi de ces patients. Ces parties, appelées états du moi, ne sont accessibles au thérapeute qu'en état moyen ou profond d'hypnose. Traiter la personne entière en ignorant ces parties ne permet pas de résoudre le problème du patient comme vous avez pu le constater dans le cas cité par Véronique Sommer.

Par ailleurs, dans de nombreuses situations, quand je demande au patient de me raconter le premier événement à l'origine de son problème, il est incapable de s'en souvenir consciemment. Les techniques d'hypno-analyse telles que la régression en âge ou le pont d'affect permettent de remonter à l'événement initial. En hypnothérapie, le praticien utilise des méthodes d'atténuation de l'affect fondées sur la visualisation comme « le ballon rouge » (9) ou « la pièce et le feu » (10). Cependant, les techniques de la psychologie de l'énergie peuvent se révéler plus efficaces car elles réduisent considérablement la durée de la phase de désensibilisation ainsi que la souffrance émotionnelle liée à l'événement. Par exemple, un homme d'affaires m'a consulté pour une phobie d'avion causée par quelques vols désagréables qu'il avait connus au cours des années précédentes. Après avoir traité ces événements par la thérapie du champ mental, je lui ai demandé de visualiser le prochain voyage en avion. La peur associée à ces futures images a été éliminée aussi par la même approche. Au cours de ce traitement, je lui ai enseigné la thérapie du champ mental et je lui ai proposé de se servir de l'algorithme correspondant à la phobie d'avion, si cela était nécessaire (tapoter les points suivants : bras, œil, clavicule, effectuer le traitement série qui comporte neuf exercices successifs et, tapoter à nouveau les points : bras, œil, clavicule). Au cours du vol suivant, il n'en a pas eu besoin comme il s'est senti très à l'aise pendant le voyage. Le traitement a nécessité une séance d'une heure et quart.

Pour d'autres cas de phobies, je suis obligé de pratiquer l'hypno-analyse pour accéder à divers événements du passé responsables du problème. Parfois, ces traumatismes ne présentent pas de lien direct avec la phobie du patient. Par exemple, dans le cas d'une patiente qui m'a consulté pour une phobie d'avion, j'ai traité tous les voyages en avion qui ont entretenu sa peur. Cependant, l'anxiété par rapport aux futurs voyages a persisté. En effectuant un pont d'affect en hypnose, j'ai découvert l'événement suivant : à l'âge de trois ou quatre ans, elle était couchée sur le dos de son père qui nageait. Soudain, sans prévenir, il a plongé dans l'eau et a continué à nager sous l'eau. J'ai éliminé la forte angoisse associée à ce traumatisme par la thérapie du champ mental. Ensuite, il m'a été facile de préparer la patiente pour les prochains voyages en avion. Par ailleurs, l'hypno-analyse peut souvent provoquer une revivification de l'événement et réveiller des émotions trop pénibles chez le patient, ce qui n'est pas souhaitable comme dans le cas de viol ou d'autre traumatisme grave. Au contraire, grâce aux techniques de la psychologie de l'énergie, le praticien peut effectuer une désensibilisation en douceur, sans submerger le patient d'affect négatif.

Pour la quatrième étape de l'hypnothérapie intégrative®, les techniques de la psychologie de l'énergie permettent de libérer rapidement le patient des événements du passé qui ont renforcé le schéma. Elles s'appliquent également aux situations présentes et futures en rapport avec les schémas qui éveillent une gêne émotionnelle chez le sujet. Toutes les techniques de la psychologie de l'énergie peuvent être pratiquées pendant que le patient est en état d'hypnose.

Ainsi, l'association de l'hypnothérapie et des techniques de la psychologie de l'énergie rend le traitement plus rapide et plus efficace. De plus, ces techniques augmentent la confiance en soi du thérapeute qui se sent à l'aise face aux problèmes des patients parce qu'il peut gérer calmement des situations difficiles. La psychologie de l'énergie est en plein développement aux États-Unis. Pour moi, elle constitue la psychothérapie de l'avenir, même si, à présent, elle reste peu connue en France.

Références :

1. EMOTO M., *The Hidden Messages in Water*. Hillsboro: Beyond Words, 2004. Tr. fr. *Les messages cachés de l'eau*. Paris : Guy Trédaniel, 2004.
2. SZENT-GYÖRGYT A. cité par EDEN D. (with FEINSTEIN D.), *Energy Medicine for Women - Aligning Your Body's Energies to Boost Your Health and Vitality*. New York: Jeremy P. Tarcher/Penguin, 2008, page 27.
3. VERNEJOUL de P., ALBAREDE P., DARRAS J.-C., « Etudes des méridiens d'acupuncture par les traceurs radioactifs » in *Bulletin de l'Académie Nationale de Médecine* (Paris), 1985, vol. 169, pages 1071-1075.
4. EDEN D. (with FEINSTEIN D.) *Energy Medicine*. New York: Jeremy P. Tarcher/Putnam, 1998. Tr. fr. *Médecine énergétique*. Outremont, Québec : Ariane, 2005.
5. EDEN D. (with FEINSTEIN D.) *Energy Medicine for Women - Aligning Your Body's Energies to Boost Your Health and Vitality*. New York: Jeremy P. Tarcher/Penguin, 2008. Tr. fr. *Médecine énergétique au service de la femme – Comment aligner les énergies de votre corps pour accroître votre santé et votre vitalité*. Outremont, Québec : Ariane, 2009.
6. VARMA D., *Hypnothérapie, une approche intégrative*. Paris : L'Harmattan, 2016.
7. CALLAHAN R., TRUBO R., *Tapping the Healer Within: Using Thought Field Therapy to Instantly Conquer Your Fears, Anxieties and Emotional Distress*. Lincolnwood (Chicago), Illinois: Contemporary Books, 2001. Tr. fr. *Stimulez votre guérisseur intérieur. La Thérapie du Champ Mental : Comment surmonter peurs, dépendances et perturbations émotionnelles*. Paris : Guy Trédaniel, 2003.
8. CRAIG G., *Emotional Freedom Techniques: The Manual*. El Paso: Mediacopy (3rd edition), 1999. Tr. fr. *Le manuel d'EFT*. Saint-Jean-de-Braye : Dangles, 2012.
9. WALCH S.L., « The Red Balloon Technique of Hypnotherapy: A Clinical Note » in *International Journal of Clinical & Experimental Hypnosis*, 1976, vol. 24 (1), pages 10-12. Tr. fr. « La technique du ballon rouge » in HAMMOND D.C. (éditeur), *Métaphores et suggestions hypnotiques*. Bruxelles : Satas, 2004, pages 303-305.
10. STANTON H.E., « Jeter les déchets : la pièce et le feu » in HAMMOND D.C. (éditeur), *Métaphores et suggestions hypnotiques*. Bruxelles : Satas, 2004, page 303.

LISTE DES INTERVENANTS

Malinka DAUVERNÉ
psychologue clinicienne, hypnothérapeute et formatrice, Paris (75)

Carine FOUESNARD
docteur en psychologie clinique, thérapeute familiale, praticienne d'hypnose, d'EMDR et d'ICV - Lifespan Integration -, Le Vésinet (78)

Docteur Olivier GRINDA
endocrinologue, nutritionniste, praticien d'hypnose, d'EMDR et de l'IMO, Meudon-la-Forêt (92)

Bernard SÉRÉ
psychanalyste et hypnothérapeute, Bordeaux (33)

Véronique SOMMER
psychologue clinicienne, danse thérapeute, praticienne d'hypnose et d'EMDR, Paris (75)

Ghislaine SOUCHON-CERVINI
psychothérapeute (ARS), Analyste Transactionnelle, praticienne d'hypnose et d'EMDR,
Meulan-en-Yvelines (78)

Djayabala VARMA
psychologue clinicien, psychothérapeute (ARS), hypnothérapeute et formateur, Malakoff (92)

Gabrielle VOOG
sophrologue caycédienne et praticienne d'hypnose, Senlis (60)

Tous les intervenants sont membres de l'Association Européenne des Praticiens d'Hypnose (A.E.P.H.)
site : www.aep-hypnose.com - e-mail : contact@aeph.eu

TABLE DES MATIÈRES

Malinka DAUVERNÉ
Introduction p. 7

Malinka DAUVERNÉ
Hypnose et thérapie comportementale et cognitive p. 9

Gabrielle VOOG
Hypnose et sophrologie p. 37

Carine FOUESNARD
Hypnose et ICV (Lifespan Integration - Intégration du Cycle de la Vie) p. 51

Véronique SOMMER
Quand l'hypnose devient l'alliée privilégiée de l'EMDR en psychothérapie p. 67

Bernard SÉRÉ
Hypnose et psychanalyse p. 75

Docteur Olivier GRINDA
Hypnose et IMO (Intégration par les mouvements oculaires) p. 89

Ghislaine SOUCHON-CERVINI
Hypnose et Analyse Transactionnelle p. 101

Djayabala VARMA
Hypnose et psychologie de l'énergie p. 117

Psychologie et psychanalyse

aux éditions L'Harmattan

Dernières parutions

POUR UNE PSYCHANALYSE DIALECTIQUE
Robion Jacques
La cure analytique a pour but de mettre à jour une contradiction, en relation avec un refoulement. Celui-ci doit être supprimé, afin que le sujet puisse retrouver sa capacité de synthèse. L'auteur s'appuie sur les concepts de l'identification, de la négation et de la synthèse pour montrer la nature dialectique de la psychanalyse.
(11.50 euros, 82 p.)
ISBN : 978-2-343-13639-4, ISBN EBOOK : 978-2-14-005326-9

PSYCHOPATHOLOGIES DE LA MATERNITÉ
Le cas des fausses couches répétées
Izquierdo Anne-Tina
Les psychopathologies de la maternité touchent environ 20 % des femmes. Cet ouvrage examine la problématique des fausses couches à répétition. L'auteur pose la question du rôle de l'inconscient dans l'arrêt d'une grossesse, ainsi que les raisons et les facteurs déclenchants. L'inconscient d'une femme a-t-il un rôle dans l'arrêt des grossesses ?
(17.00 euros, 156 p.)
ISBN : 978-2-343-13526-7, ISBN EBOOK : 978-2-14-005266-8

L'OBSERVATION D'UN BÉBÉ DE ZÉRO À DEUX ANS DANS SA FAMILLE
Commentaire psychanalytique
Athanassiou-Popesco Cléopâtre
Cet ouvrage livre le témoignage par l'auteur de l'expérience acquise durant des années dans l'observation du bébé dans sa famille. L'auteur donne les clés qui permettent d'analyser les premiers développements du bébé d'un point de vue psychique, notamment grâce à l'importance du lien avec la mère. Le lecteur pourra, grâce à l'ouvrage, se faire une idée de l'observation psychanalytique de l'enfant.
(Coll. Études Psychanalytiques, 30.00 euros, 288 p.)
ISBN : 978-2-343-13444-4, ISBN EBOOK : 978-2-14-005228-6

INFLUENCE SOCIOCULTURELLE SUR LA SOUFFRANCE PSYCHIQUE
Une question de place
Volta Agnès, Rollet Jean-Claude
État d'instabilité, manifestations d'anxiété, décohésions familiales, épuisement professionnel connaissent un fort accroissement aujourd'hui. Leur origine semble liée aux transformations profondes de notre société et la difficulté d'y

trouver sa place tant dans la vie personnelle que professionnelle et sociétale. À l'écoute des patients, le psychothérapeute est confronté à la manière dont la société génère ses propres symptômes capables d'influencer les symptômes individuels.
(Coll. Psycho-Logiques, 14.00 euros, 122 p.)
ISBN : 978-2-343-13525-0, ISBN EBOOK : 978-2-14-005251-4

LE TEMPS ET LE CERVEAU
Rêve, psychanalyse et neurosciences
Movallali Keramat
À partir de la découverte freudienne et de l'enseignement lacanien, l'auteur propose une appréhension de la pulsion en général et du rêve en particulier. Il interroge les neurosciences par leur développement, mais aussi leurs découvertes dans le domaine du rêve comme un état altéré de conscience. Le défi est alors de confronter la psychanalyse aux neurosciences modernes pour surmonter leur divergence.
(Coll. Psychanalyse et civilisations, 39.00 euros, 434 p.)
ISBN : 978-2-343-13524-3, ISBN EBOOK : 978-2-14-005289-7

LES RÉPARATIONS THÉRAPEUTIQUES
Robion Jacques
Il n'y a pas de psychothérapie qui ne soit une tentative de réparation. L'auteur présente dans cet ouvrage le rapport entre la perturbation psychique (fonction d'information) et synaptique (fonction neuronale). Il faut tout d'abord déterminer d'où vient la panne, pour pouvoir savoir où porter la réparation.
(10.50 euros, 70 p.)
ISBN : 978-2-343-13569-4, ISBN EBOOK : 978-2-14-005323-8

PRÉVENTION, VOUS AVEZ DIT PRÉVENTION ?
Association La Maison Verte
Admis et partagé par l'ensemble des intervenants dans les lieux d'accueil Enfants-Parents, le terme de «Prévention» reste trop générique pour préciser la pratique et l'encadrement des troubles et dysfonctionnements importants auxquels il s'applique. Cet ouvrage retranscrit le colloque de La Maison Verte, lieu d'accueil ouvert aux jeunes enfants et aux parents, qui s'est tenu en janvier 2017.
(Coll. Études Psychanalytiques, 17.00 euros, 164 p.)
ISBN : 978-2-343-13185-6, ISBN EBOOK : 978-2-14-005365-8

PSYCHOLOGIE DE L'ENFANT ET PÉDAGOGIE EXPÉRIMENTALE (1905)
Claparède Édouard - Présenté par Andreea Capitanescu Benetti et Olivier Maulini
Psychologie de l'enfant et pédagogie expérimentale, publié par Édouard Claparède en 1905, a jeté les bases d'une vision nouvelle de l'enseignement. Cet ouvrage reproduit l'édition originale du texte du psychologue, en y ajoutant des analyses signées par des chercheurs en éducation. Les concepts clés de la motivation et de l'apprentissage scolaire sont ici reposés.
(Coll. Encyclopédie psychologique, 20.00 euros, 190 p.)
ISBN : 978-2-343-13585-4, ISBN EBOOK : 978-2-14-005383-2

RENCONTRES AVEC LA CASTRATION MATERNELLE
Sous la direction de Dominique Wintrebert Georges Haberberg et Elisabeth Leclerc-Razavet – Préface d'Alexandre Stevens
La castration maternelle est un concept-clé de la psychanalyse que Freud nous a transmis. Il a fait frissonner son temps en mettant au centre de la doctrine psychanalytique l'enjeu structural, pour l'enfant, de la découverte de la position de la mère dans la sexuation, dans son rapport au père. Le petit d'homme commence par l'ignorer, mais fait après-coup cette découverte pénible qui le met en crise. Ce concept a été diversement exploité dans la psychanalyse jusqu'à ce que Lacan lui donne toute sa puissance symbolique. Qu'en est-il aujourd'hui ?
(Coll. Études Psychanalytiques, 20.00 euros, 182 p.)
ISBN : 978-2-343-13531-1, ISBN EBOOK : 978-2-14-005189-0

L'INTESTIN, L'AUTRE CERVEAU ?
Le point de vue d'un psychologue hospitalier
Viard Philippe
Les médias ont souvent l'habitude de mentionner l'intestin comme «second cerveau». L'opinion populaire a depuis longtemps présenté le ventre comme siège des émotions. Pour l'auteur, la vie nerveuse est un tout. Il s'agit ici d'améliorer les soins des personnes souffrantes, de les comprendre et non de disserter sur une nouvelle métaphysique neuropsychologique.
(Coll. Psyché de par le monde, 21.50 euros, 200 p.)
ISBN : 978-2-343-13197-9, ISBN EBOOK : 978-2-14-004972-9

LE MODÈLE DE L'INTERPRÉTATION PERCEPTIVE D'HERMANN RORSCHACH
Silberstein Fernando
En 1921, Hermann Rorschach publia son test de tâches d'encre sous le nom de *Psychodiagnostic.* Ce livre présente une analyse des conceptions théoriques de Rorschach, de ses sources intellectuelles et des influences culturelles directes et indirectes subies pour arriver à une compréhension approfondie des idées innovatrices de son auteur.
(Coll. Psycho-Logiques, 15.50 euros, 146 p.)
ISBN : 978-2-343-00962-9, ISBN EBOOK : 978-2-14-005055-8

LA PSYCHOTHÉRAPIE NON VERBALE DES TRAUMAS
Un autre chemin pour guérir du psychotraumatisme
Mayer Bernard
Bernard Mayer développe depuis les années 1980 la Thérapie intégrative Corps-Esprit. Longtemps la psychothérapie a négligé le corps et sa physiologie. Le corps est le centre et point de départ d'une expérience complète qui relie toutes les parties de notre être. Ainsi, la réunification de la personnalité dissociée est rapidement montrée. Cette façon de procéder appréhende le patient dans sa globalité, la place du corps étant au centre de la dynamique de changement.
(Coll. Épistémologie et philosophie des sciences, 17.50 euros, 160 p.)
ISBN : 978-2-343-13260-0, ISBN EBOOK : 978-2-14-005176-0

URGENCE ET RELAXATION
Comment la relaxation thérapeutique peut-elle répondre à la pression d'une demande urgente ?
13e Colloque de la SFRP
Sous la direction de Christophe Peugnet, Philippe Nubukpo, Frank Suzzoni et Aurore Juillard
Comme de nombreuses psychothérapies, la cure de relaxation s'inscrit dans une durée imprévisible et non quantifiable. Cet ouvrage repose sur le 13e Colloque de la Société française de relaxation psychothérapeutique et fait état des rapports entre relaxation et durée induits par les transformations de la société.
(Éditions PENTA, 24.50 euros, 242 p.)
ISBN : 978-2-917714-20-1, ISBN EBOOK : 978-2-14-004934-7

LA VOIX ENTRE MÈRE ET BÉBÉ
La structure de soi dans l'échange vocal
Perrouault Dominique
Quelle est la place de la voix dans le développement psychologique d'un jeune enfant ? Le rapport qui lie la voix au soi émerge suite aux nombreux échanges entre le nourrisson et la mère, personnage central de son entourage. Ces interactions permettent de faire émerger « le soi vocal virtuel », fondé sur ce rapport vocal mère-nourrisson. Avant que l'image prenne l'avantage pour que le moi se dessine, comment le soi s'actualise-t-il donc dans l'échange vocal ? C'est dans le silence de la séparation des voix que pourra éclore celle de l'enfant.
(Coll. Psychanalyse et civilisations, 18.50 euros, 176 p.)
ISBN : 978-2-343-13255-6, ISBN EBOOK : 978-2-14-005172-2

AGIR POUR, SUR ET AVEC AUTRUI
Les couplages d'activités
Sous la direction de Jean-Marie Barbier et Joris Thievenaz
La notion de couplage d'activités entre sujets semble pertinente pour rendre compte de la polyfonctionnalité des interactions humaines au-delà de leurs intentions. Telle est l'hypothèse de cet ouvrage dont les auteurs s'emparent de façon personnelle au regard de leurs terrains.
(Coll. Action et savoir, 29.00 euros, 294 p.)
ISBN : 978-2-343-13418-5, ISBN EBOOK : 978-2-14-005173-9

HISTOIRE SENSIBLE DU TOUCHER
Vincent-Buffault Anne
L'histoire sensible du toucher se compose de caresse, vulnérabilité, chaleur, gestes du travail, transformation de la matière... La douceur côtoie la volonté de maîtrise. Le contact est à l'articulation de l'affect et de la pensée. Il peut ainsi causer une déflagration, ou par son absence marquer les hiérarchies ou engendrer des régimes d'indifférence. L'histoire du toucher est celle de notre ouverture sensible au-dehors.
(Coll. Clinique et changement social, 19.00 euros, 164 p.)
ISBN : 978-2-343-13431-4, ISBN EBOOK : 978-2-14-005153-1

Structures éditoriales du groupe L'Harmattan

L'Harmattan Italie
Via degli Artisti, 15
10124 Torino
harmattan.italia@gmail.com

L'Harmattan Hongrie
Kossuth l. u. 14-16.
1053 Budapest
harmattan@harmattan.hu

L'Harmattan Sénégal
10 VDN en face Mermoz
BP 45034 Dakar-Fann
senharmattan@gmail.com

L'Harmattan Cameroun
TSINGA/FECAFOOT
BP 11486 Yaoundé
inkoukam@gmail.com

L'Harmattan Burkina Faso
Achille Somé – tengnule@hotmail.fr

L'Harmattan Guinée
Almamya, rue KA 028 OKB Agency
BP 3470 Conakry
harmattanguinee@yahoo.fr

L'Harmattan RDC
185, avenue Nyangwe
Commune de Lingwala – Kinshasa
matangilamusadila@yahoo.fr

L'Harmattan Congo
67, boulevard Denis-Sassou-N'Guesso
BP 2874 Brazzaville
harmattan.congo@yahoo.fr

L'Harmattan Mali
Sirakoro-Meguetana V31
Bamako
syllaka@yahoo.fr

L'Harmattan Togo
Djidjole – Lomé
Maison Amela
face EPP BATOME
ddamela@aol.com

L'Harmattan Côte d'Ivoire
Résidence Karl – Cité des Arts
Abidjan-Cocody
03 BP 1588 Abidjan
espace_harmattan.ci@hotmail.fr

L'Harmattan Algérie
22, rue Moulay-Mohamed
31000 Oran
info2@harmattan-algerie.com

L'Harmattan Maroc
5, rue Ferrane-Kouicha, Talaâ-Elkbira
Chrableyine, Fès-Médine
30000 Fès
harmattan.maroc@gmail.com

Nos librairies en France

Librairie internationale
16, rue des Écoles – 75005 Paris
librairie.internationale@harmattan.fr
01 40 46 79 11
www.librairieharmattan.com

Librairie l'Espace Harmattan
21 bis, rue des Écoles – 75005 Paris
librairie.espace@harmattan.fr
01 43 29 49 42

Lib. sciences humaines & histoire
21, rue des Écoles – 75005 Paris
librairie.sh@harmattan.fr
01 46 34 13 71
www.librairieharmattansh.com

Lib. Méditerranée & Moyen-Orient
7, rue des Carmes – 75005 Paris
librairie.mediterranee@harmattan.fr
01 43 29 71 15

Librairie Le Lucernaire
53, rue Notre-Dame-des-Champs – 75006 Paris
librairie@lucernaire.fr
01 42 22 67 13

www.ingramcontent.com/pod-product-compliance
Lightning Source LLC
LaVergne TN
LVHW051354061026
849535LV00009B/3172
* 9 7 8 2 3 4 3 1 4 9 8 4 4 *